W0108300

Wie behandele ich meinen Diabetes

Für Typ-2-Diabetiker, die nicht Insulin spritzen

Von Viktor Jörgens, Monika Grüßer und Peter Kronsbein

Liebe Leserin, lieber Leser!

In Deutschland gibt es derzeit über vier Millionen Menschen, die an der Zuckerkrankheit (dem Diabetes mellitus) leiden. Bei den meisten von ihnen kann die Zuckerkrankheit mit einer bestimmten Ernährung oder mit blutzuckersenkenden Medikamenten behandelt werden. In diesem Buch möchten wir Sie ausführlich über die Behandlung Ihrer Zuckerkrankheit informieren und eventuelle Unsicherheiten und Unklarheiten beseitigen helfen.

Dieses Buch ist als Ergänzung zu einer persönlichen Beratung und Schulung bei Ihrem Arzt gedacht, so daß Sie alle wichtigen Themen nachlesen und auffrischen können. Wie im Führerscheinkurs, der dem Autofahren vorausgeht, lernen Sie, Ihren Diabetes größtenteils selbst zu behandeln. Unser Wunsch ist, daß der Diabetes Ihr Leben möglichst wenig beeinträchtigt.

Viktor Jörgens, Monika Grüßer und
Peter Kronsbein

Inhaltsverzeichnis

Allgemeines über Diabetes 7

Stoffwechsel-Selbstkontrolle 17

Wirkung des Insulins 34

Körpergewicht und Gewichtsabnahme 40

Kalorienverminderte Kost 44

Kost des schlanken Typ-2-Diabetikers 84

Unterzuckerung 88

Körperliche Bewegung 94

Blutzuckersenkende Medikamente 97

Folgeschäden 104

Füße und Diabetes 107

Kontrolluntersuchungen 126

Anhang: Blutzucker-Umrechnungstabelle 136

Sachverzeichnis 137

Allgemeines über Diabetes

Der Begriff Diabetes mellitus kommt aus dem Griechischen und bedeutet vermehrte Ausscheidung von zuckerhaltigem Urin. Diabetes mellitus ist eine Störung des Zuckerstoffwechsels. Jeder Mensch hat Zucker im Blut. Ohne Behandlung kann bei Diabetes der Blutzucker nicht im normalen Bereich gehalten werden. Bei hohen Blutzuckerwerten treten Beschwerden durch den Diabetes auf: vermehrtes Harnlassen, viel Durst, Kraftlosigkeit, Abgeschlagenheit, schlechte Wundheilung, Infektionen. Bei einer guten Stoffwechseleinstellung (nahezu normalen Blutzuckerwerten) bestehen solche Beschwerden nicht. Je länger der Blutzucker zu hoch bleibt, desto eher kann es zu Folgeschäden durch den Diabetes kommen. Diese lassen sich durch eine gute Behandlung verhindern.

Um den Diabetes auf Dauer erfolgreich zu behandeln, müssen Sie einen Teil der Behandlung selbst übernehmen. So ist es zum Beispiel sehr wichtig, daß Sie durch Selbstkontrolle des Urinzuckers feststellen, wie gut Ihre Stoffwechseleinstellung ist. Ebenfalls von Bedeutung ist, daß ein erhöhter Blutdruck rechtzeitig erkannt wird. Durch eine gute Behandlung eines eventuell erhöhten Blutdrucks lassen sich viele Folgeschäden verhindern.

Beschwerden bei erhöhtem Blutzucker

Bei erhöhten Blutzuckerwerten können folgende Beschwerden auftreten:

- viel Harn: Das ist lästig, besonders, wenn Sie deshalb nachts häufig aufwachen.

- Viel Durst: Dieser entsteht durch den Wasser- verlust aufgrund der großen Urinmengen.

- Kraftlosigkeit: Dadurch wird Ihre Leistungsfähig- keit stark eingeschränkt.

- Schlechte Wundheilung, Infektionen:
  Eine Verletzung heilt langsamer, es kann zu Infektionen kommen.

Beschwerden bei erhöhtem Blutzucker

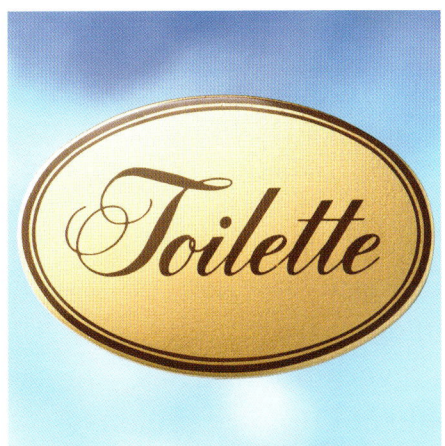

Viel Harn

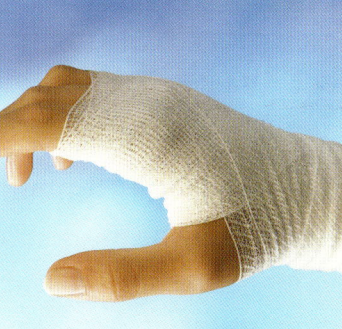

Viel Durst

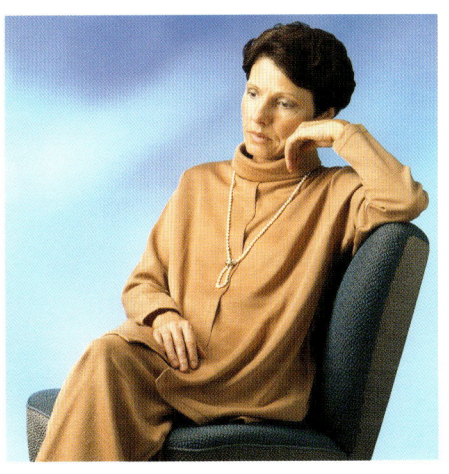

Kraftlosigkeit

**Schlechte Wundheilung,
Infektionen**

9

Gefahren bei Diabetes

Bei Erkrankung an Diabetes können schwerwiegende Gefahren auftreten:

Wenn der Blutzucker über Jahre erhöht ist, kann dies zu Folgeschäden, vor allem an den kleinen Blutgefäßen und den Nerven, führen. Schwere Schäden an den Augen, Nieren und den Füßen können die Folge sein. Durch eine gute Einstellung des Blutzuckers lassen sich diese Schäden verhindern.

Häufig besteht neben dem Diabetes ein erhöhter Blutdruck, der dauerhaft gut behandelt werden muß (siehe Kapitel Bluthochdruck), denn hierdurch lassen sich ebenfalls Folgeschäden verhindern. Dies wurde 1998 in der UKPD-Studie in Großbritannien gezeigt, auf die später noch eingegangen wird.

Bei Patienten, die an Diabetes erkrankt sind, kommen Herzinfarkte und Schlaganfälle relativ häufig vor. Wie Sie diesen vorbeugen können, wird besonders im Kapitel über Bluthochdruck besprochen.

Stark erhöhte Blutzuckerwerte können zur Bewußtlosigkeit führen, dem diabetischen Koma. Dieses Koma ist lebensgefährlich. Es kann entstehen, wenn eine andere Erkrankung (zum Beispiel eine Lungenentzündung) auftritt. Durch Schulung und moderne Behandlung läßt sich das diabetische Koma immer vermeiden.

Gefahren bei Diabetes

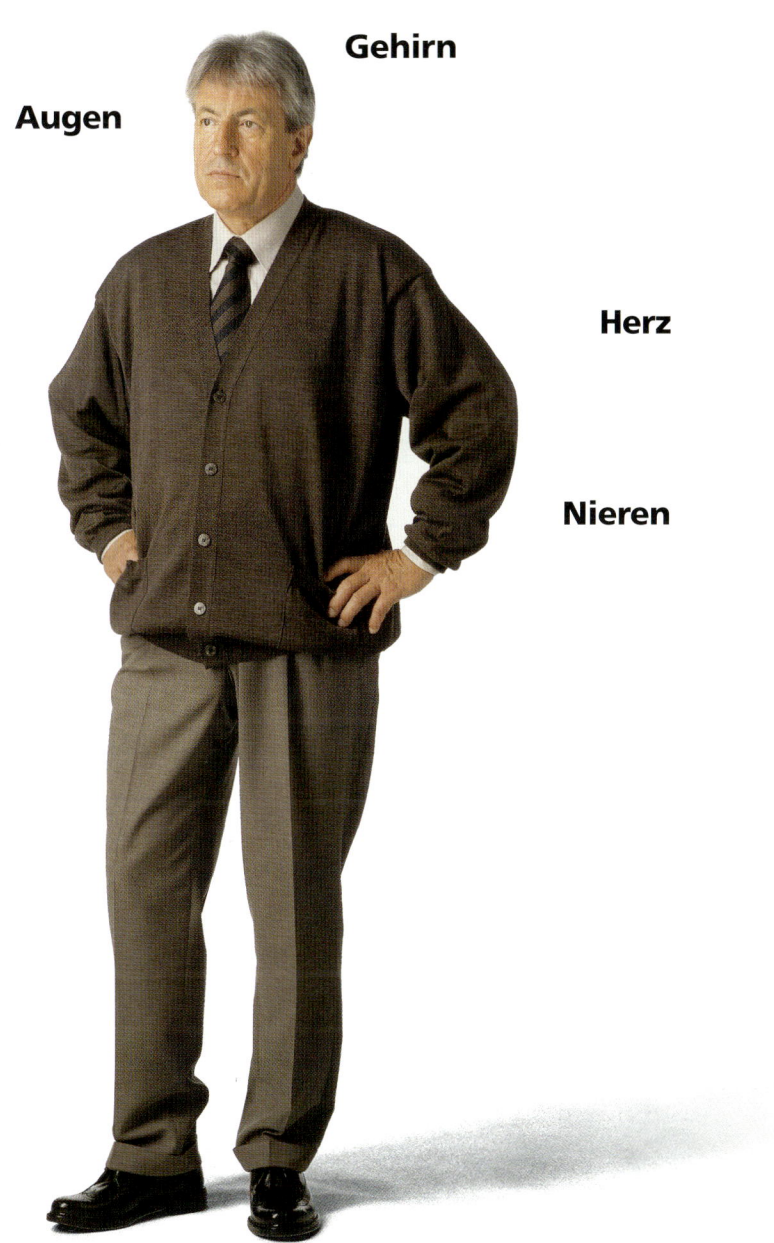

Gehirn

Augen

Herz

Nieren

Füße

Blutzuckerwerte

Jeder Mensch hat Zucker im Blut. Blutzuckerwerte können in

mg % = Milligramm Prozent,

mg/dl = Milligramm pro Deziliter oder

mmol/l = Millimol pro Liter

angegeben werden. Bei Nichtdiabetikern liegt der Blutzucker nüchtern zwischen 60 und 110 mg/dl (3,3 und 6,1 mmol/l), nach dem Essen kann der Blutzucker bis 140 mg/dl (7,8 mmol/l) ansteigen.

Blutzuckerwerte unter dem normalen Bereich bezeichnet man als Unterzuckerung. Sehr tief abfallende Blutzuckerwerte können bei Einnahme bestimmter blutzuckersenkender Medikamente zu einer schweren Unterzuckerung mit Bewußtlosigkeit führen.

Blutzuckerwerte über dem normalen Bereich bezeichnet man als Überzuckerung, als Zuckerkrankheit (Diabetes mellitus). Sehr hoch ansteigende Blutzuckerwerte können zur Bewußtlosigkeit (diabetisches Koma) führen.

Im Schaubild rechts sehen Sie die Grenzwerte in den oben angegebenen Maßeinheiten dargestellt. Die Nierenschwelle für Zucker wird ausführlich im Kapitel Stoffwechsel-Selbstkontrolle erklärt.

Blutzuckerwerte

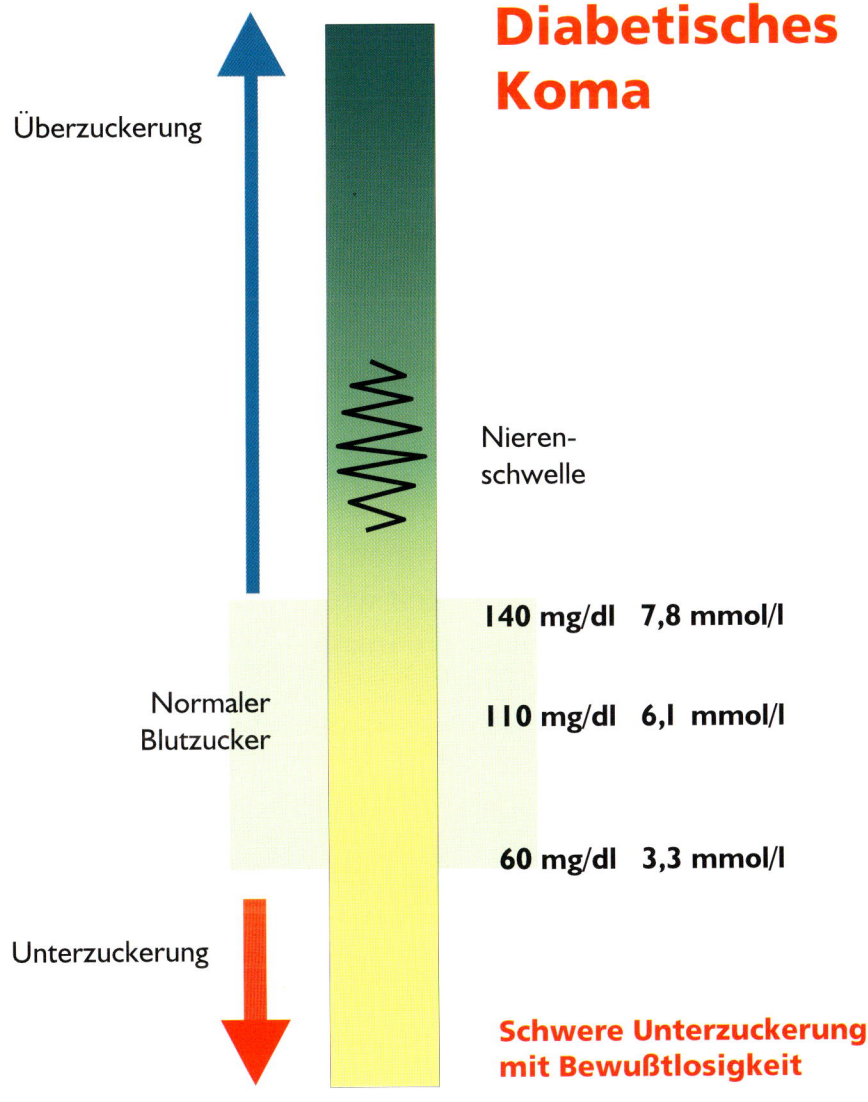

Überzuckerung

Diabetisches Koma

Nieren-
schwelle

140 mg/dl   7,8 mmol/l

Normaler
Blutzucker

110 mg/dl   6,1 mmol/l

60 mg/dl   3,3 mmol/l

Unterzuckerung

**Schwere Unterzuckerung
mit Bewußtlosigkeit**

Die wichtigsten Formen des Diabetes mellitus

Typ-1-Diabetes:

An Typ-1-Diabetes erkranken meist schlanke, junge Patienten, die sofort Insulin spritzen müssen, weil die Bauchspeicheldrüse viel zuwenig oder gar kein Insulin mehr bildet. Typ-1-Diabetes ist selten; man schätzt, daß es derzeit in Deutschland zirka 250.000 Typ-1-Diabetiker gibt. Auch im Erwachsenenalter kann Typ-1-Diabetes auftreten.

Typ-2-Diabetes:

Typ-2-Diabetes tritt meist bei übergewichtigen älteren Patienten auf. Sie haben zunächst noch viel körpereigenes Insulin. Wenn sie übergewichtig sind und Gewicht abnehmen, können sie lange Zeit ohne Insulinbehandlung auskommen. In Deutschland gibt es derzeit mehr als drei Millionen Typ-2-Diabetiker, die nicht mit Insulin behandelt werden und zirka 800.000 Typ-2-Diabetiker, die Insulin spritzen. Der Verlauf des Typ-2-Diabetes ist sehr unterschiedlich.

Diabetes mellitus

	Typ 1	**Typ 2**
Erkrankungsalter	meist unter 40 Jahre	meist über 40 Jahre
Gewicht	meist schlank	meist übergewichtig
Ursachen	Zerstörung der insulinbildenden Zellen	erbliche Veranlagung, Insulinsekretion vermindert, schlechtere Insulinwirkung
Faktoren, die das Auftreten begünstigen	Viren (?), Infektion(?)	Übergewicht, zu wenig Bewegung
Behandlung	Insulin	Abnehmen, körperliche Bewegung, evtl. Tabletten, Insulin

Das Behandlungsziel

Nicht jeder Diabetes ist gleich folgenschwer. Daher ist das Behandlungsziel auch nicht für alle Diabetiker das gleiche. Tritt zum Beispiel der Diabetes schon mit zirka 50 Jahren auf, so müssen die Blutzuckerwerte unbedingt immer so normal wie möglich gehalten werden, damit in Zukunft nicht die gefürchteten diabetesbedingten Folgeschäden auftreten. Wird hingegen bei einem 75jährigen Menschen ein etwas zu hoher Blutzucker festgestellt, muß dieser dadurch nicht mit einer verkürzten Lebenserwartung rechnen, selbst wenn die Blutzuckerwerte immer etwas erhöht bleiben.

Bei einem 75jährigen Diabetiker wird man aber bessere Blutzuckerwerte anstreben, wenn er an Beschwerden leidet, die durch den erhöhten Blutzucker bedingt sind, wie zum Beispiel häufiges Wasserlassen durch starke Urinzuckerausscheidung, verminderte Leistungsfähigkeit und schlechte Wundheilung.

Auch für ältere Diabetiker ist eine Schulung und regelmäßige Selbstkontrolle unverzichtbar, um schwere Entgleisungen des Stoffwechsels rechtzeitig zu erkennen. Der Hausarzt legt mit Ihnen das Behandlungsziel fest und sagt Ihnen, wie weit Ihre Blutzuckerwerte gesenkt werden müssen.

Stoffwechsel-Selbstkontrolle

Um festzustellen, ob das Behandlungsziel erreicht wird, genügt es bei den meisten älteren Diabetikern, regelmäßig den Urinzucker zu messen: Ob der Blutzucker zu hoch ist, kann man bei normaler Nierenschwelle für Zucker mit einer Untersuchung des Urins gut feststellen.

Die Urinzuckermessung sollte ein bis zwei Stunden nach den Hauptmahlzeiten durchgeführt werden. Viele jüngere Typ-2-Diabetiker erreichen normale Blutzuckerwerte, wenn der Urinzuckertest nach dem Essen völlig zuckerfrei ist. Besprechen Sie den genauen Meßzeitpunkt mit Ihrem Arzt.

Bei jüngeren Patienten mit Diabetes ist es das Behandlungsziel, Folgeschäden zu vermeiden. Dazu sind normale Blutzuckerwerte notwendig. In diesem Fall kann die Selbstmessung des Blutzuckers erforderlich sein. Besprechen Sie mit Ihrem Hausarzt, wie oft und wann Sie den Blutzucker kontrollieren sollten. Wenn das Behandlungsziel erreicht ist, können wenige Messungen pro Woche ausreichen.

Falls Beschwerden auftreten, die auf erhöhte Blutzuckerwerte hindeuten, messen Sie bitte Ihren Blutzucker und suchen Sie sofort Ihren Arzt auf.

Nierenschwelle

Rechts im oberen Bild sehen Sie eine **Niere** dargestellt. Durch die Niere verläuft ein **Blutgefäß**. Im Blut befindet sich der Blutzucker (weiße Würfel). Die **Klappe** zwischen **Blutgefäß** und den **ableitenden Harnwegen** soll die Nierenschwelle darstellen. Im oberen Bild erkennen Sie, daß der Urin bei normalen Blutzuckerwerten zuckerfrei ist.

Vergleichen Sie nun die obere Abbildung mit der Abbildung unten: Wenn der Blutzucker über zirka 180 mg/dl (10 mmol/l) ansteigt (Nierenschwelle für Zucker), schafft es die **Niere** nicht mehr, den Urin zuckerfrei zu halten: Im Urin wird Zucker ausgeschieden.

Manche Menschen scheiden erst bei höheren Blutzuckerwerten Zucker im Urin aus, einige auch bei niedrigeren. Ihr Hausarzt kann die Nierenschwelle für Zucker bei Ihnen ungefähr bestimmen, wenn er Ihren Blutzucker und Urinzucker in frischen Proben einige Male gleichzeitig mißt.

Nierenschwelle

**Blutzucker
zirka 100 mg %
5,6 mmol/l**

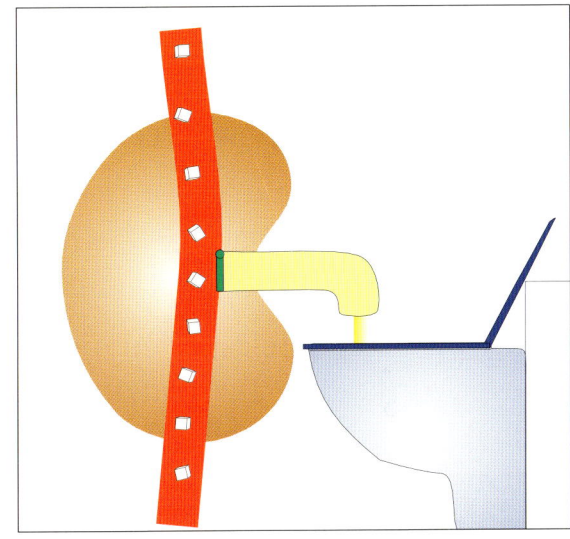

**Urinzucker
NEIN!**

**Blutzucker
über zirka
180 mg %
10 mmol/l**

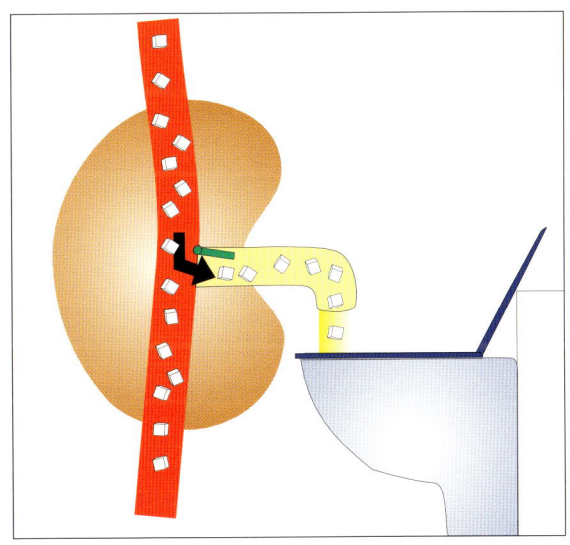

**Urinzucker
JA!**

Urinzucker messen

Es gibt eine Vielzahl von Urinzucker-Teststreifen. Ihr Arzt wird Ihnen einen geeigneten Teststreifen empfehlen. Häufig wird zum Beispiel der Diabur-Test[R] 5000 benutzt. Halten Sie einen Teststreifen kurz in den Urinstrahl oder in den in einem Becher aufgefangenen Urin, wie rechts dargestellt.

Streifen Sie überschüssigen Urin ab, und warten Sie zwei Minuten. Vergleichen Sie die Farbe des Teststreifens mit der Farbskala auf dem Röhrchen.

Verfärbt sich der Teststreifen nicht, so ist kein Urinzucker vorhanden. Ihr Blutzucker liegt somit unterhalb der Nierenschwelle für Zucker (ungefähr unter 180 mg % = 10 mmol/l). Wenn sich der Teststreifen leicht hellgrün bzw. grün verfärbt, scheiden Sie geringe Mengen von Urinzucker aus (0,1 bis zwei Prozent). Ihr Blutzucker liegt oberhalb der Nierenschwelle. Bei sehr starker blaugrüner Verfärbung des Teststreifens (drei bis fünf Prozent) haben Sie sehr viel Urinzucker; Ihr Blutzucker liegt in diesem Fall sehr hoch. Auf der übernächsten Seite erfahren Sie, was Sie tun sollten, wenn Ihr Blutzucker so hoch angestiegen ist.

Die Teststreifen sind nur begrenzt haltbar. Bitte beachten Sie das Verfallsdatum auf der Packung.

Urinzucker messen

Teststreifen, Uhr

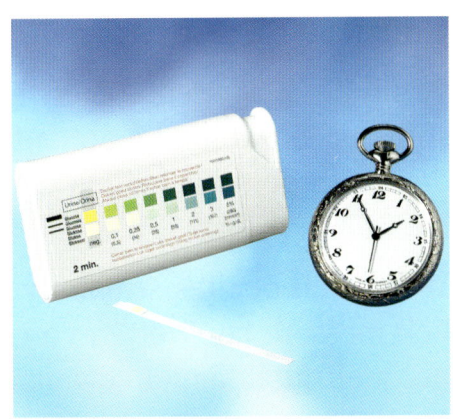

Teststreifen kurz in den
Urin halten, abstreifen

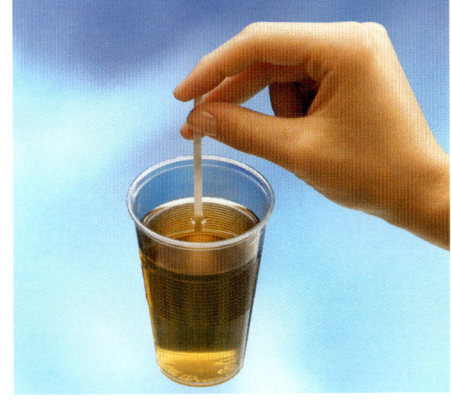

Nach 2 Minuten ablesen

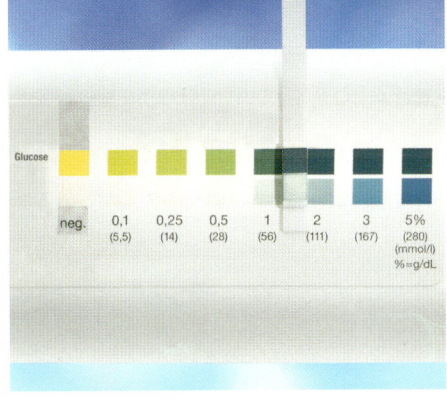

Wie oft sollten Sie Urinzucker messen?

Rechts sehen Sie verschiedene Verfärbungen des Urinzucker-Teststreifens.

Wenn der Teststreifen meistens unverfärbt bleibt, sollten Sie zweimal wöchentlich ein bis zwei Stunden nach dem Frühstück den Urinzucker bestimmen.

Wenn sich der Teststreifen verfärbt, sollten Sie täglich messen; bei Werten von zwei Prozent und höher mehrfach täglich jeweils zirka zwei Stunden nach den Hauptmahlzeiten.

- Wenn Sie krank sind, müssen Sie immer dreimal am Tag zirka zwei Stunden nach den Hauptmahlzeiten Ihren Urin kontrollieren.

- Bei Werten von drei Prozent und mehr an drei Tagen hintereinander sollten Sie unbedingt sofort zum Arzt gehen, auch wenn Sie sich wohlfühlen, denn es besteht die Gefahr eines diabetischen Komas.

Urinzucker Messung

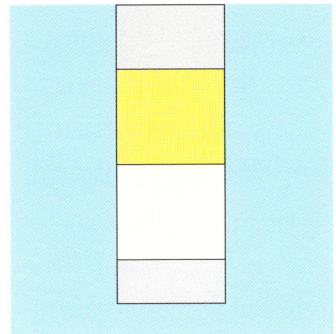

Blutzucker unter der Nierenschwelle (zirka 180 mg % 10 mmol/l) — Zweimal pro Woche messen

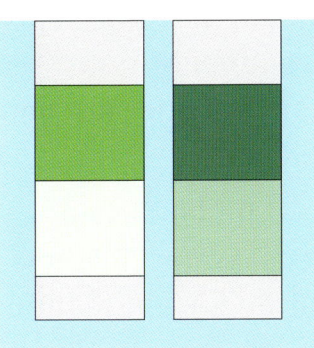

Blutzucker über der Nierenschwelle (zirka 180 mg % 10 mmol/l) — Täglich messen

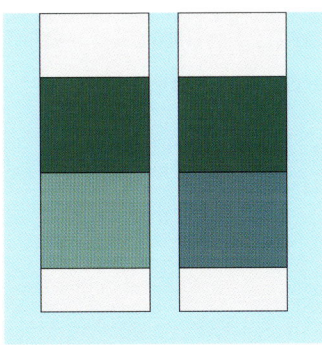

Sehr hoher Blutzucker — Dreimal täglich messen **!**

Wann messen?
Zirka zwei Stunden nach dem Frühstück!

Blutzucker messen

Eine gebräuchliche Methode zur Blutzucker-Selbstkontrolle ist der Haemo-Glukotest[R] 20-800. Vor der Blutzuckermessung sollten Sie die Hände reinigen, aber nicht desinfizieren. Legen Sie alle Materialien zur Messung bereit. Stechen Sie mit einer Stechhilfe in den Seitenrand der Fingerbeere. Wenn nur wenig Blut kommt, halten Sie die Hand tief nach unten und streifen Sie den Finger mehrmals Richtung Fingerkuppe ab. Geben Sie einen großen Blutstropfen auf das Testfeld, ohne ihn zu verwischen. Nach genau einer Minute wischen Sie mit einem Tupfer vorsichtig das Blut ab. Nach einer weiteren Minute können Sie die Farben der beiden Testfelder mit den Farben auf dem Röhrchen vergleichen.

Je mehr Zucker im Blut ist, desto dunkler färben sich die Farbfelder des Teststreifens. Wenn sich beide Felder sehr dunkel färben, warten Sie eine Minute länger, bis Sie den Blutzuckerwert ablesen. Wenn der Blutzucker unter 120 mg % (= 6,7 mmol/l) liegt, lesen Sie von den unteren, sich blau färbenden Feldern ab, bei Werten darüber von den oberen, sich grün färbenden Feldern.

Blutzucker messen

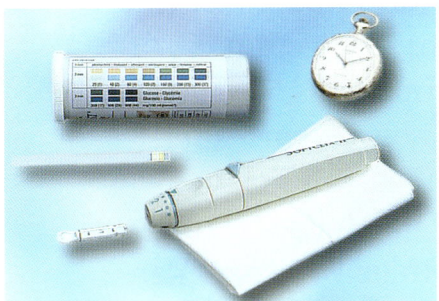

1. Streifen, Uhr, Tuch, Stechhilfe

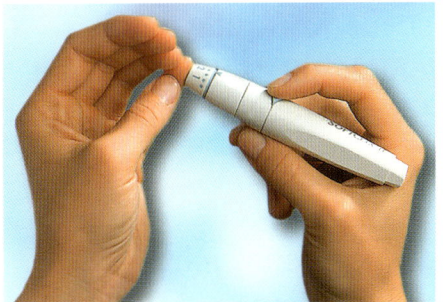

2. In die Fingerseite stechen

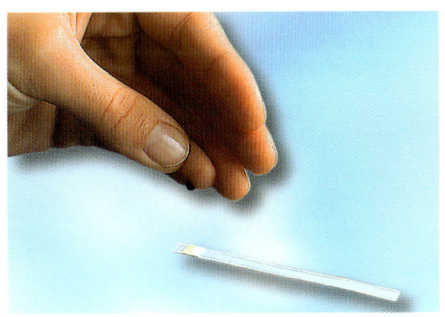

3. Tropfen auf Testfeld geben

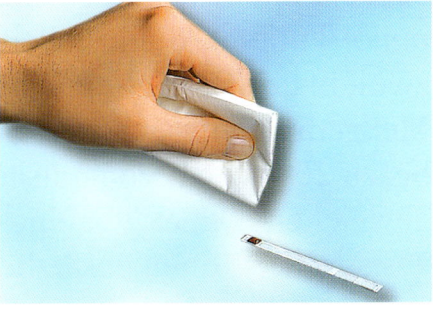

4. Nach 1 Minute abwischen

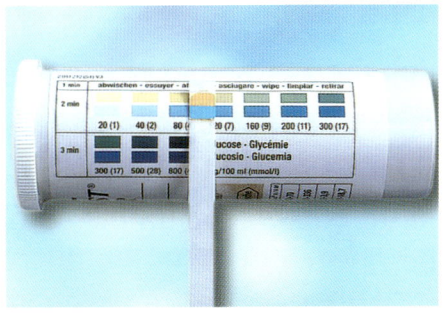

5. Nach 2 Minuten ablesen, ab 300 mg % (16,7 mmol/l) nach 3 Minuten ablesen.

Blutzuckermeßgeräte

Blutzuckermeßgeräte arbeiten mit unterschiedlichen Meßtechniken: Biosensoren oder Photometer (Messung der Intensität von Farben). Sie weisen verschiedene Meßbereiche auf: von 10 bis 500 mg/dl (0,5 bis 27,7 mmol/l) bis zu 20 bis 600 mg/dl (1,1 bis 33,3 mmol/l). Einige Geräte lassen sich von mmol/l auf mg/dl umstellen. Die Meßzeit kann zwölf bis zu 120 Sekunden betragen. Die von den Meßgeräten angegebenen Blutzuckerwerte können bis zu 20 Prozent vom tatsächlichen Blutzuckerwert abweichen. Daher gibt eine visuelle Kontrolle des Teststreifens Ihnen zusätzliche Sicherheit. Bei den mit Photometer arbeitenden Geräten ist durch Farbfelder auf der Teststreifenröhre der Vergleich möglich.

Die Umgebungstemperatur, bei der die Geräte korrekt arbeiten, schwankt zwischen zehn bis 40 Grad oder 18 bis 32 Grad. Die relative Luftfeuchtigkeit kann entweder null bis 85 oder 20 bis 80 Prozent betragen.

Falls Sie ein Blutzucker-Meßgerät verwenden, sollten Sie die fachgerechte Benutzung bei Ihrem Arzt erlernen. Er sollte das Gerät regelmäßig überprüfen.

Blutzucker-Meßgeräte

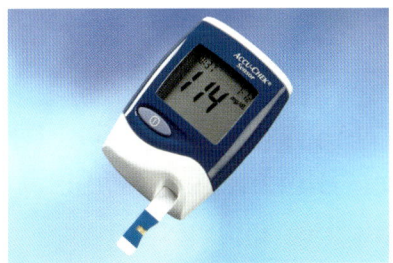

Accu-Chek®Sensor
(Roche Diagnostics)

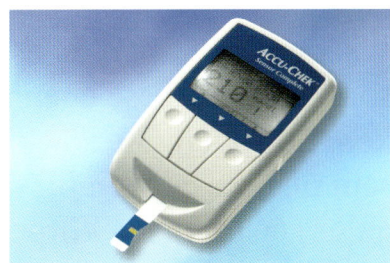

Accu-Chek®Sensor Complete
(Roche Diagnostics)

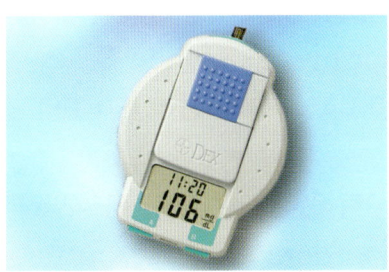

Dex® (Bayer)

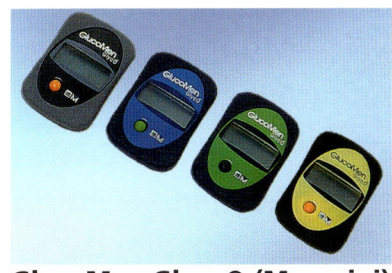

GlucoMen Glyco® (Menarini)

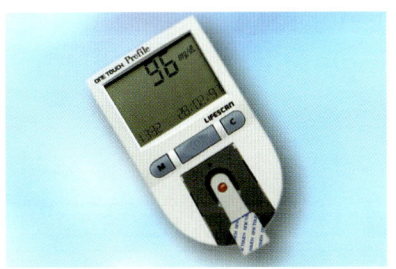

OneTouch Profile® (Lifescan)

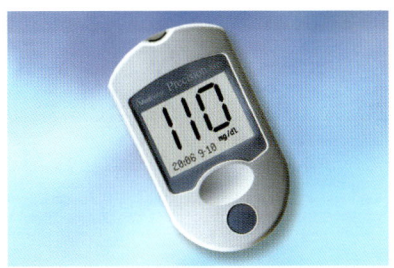

Precision Xtra®
(Abbott Medisense)

Das Diabetes-Tagebuch

Die Ergebnisse Ihrer Messungen tragen Sie in Ihr Diabetes-Tagebuch ein. Im Tagebuch notieren Sie ebenfalls die von Ihnen eingenommenen blutzuckersenkenden Medikamente.

Für Ihren Hausarzt ist es sehr wichtig, daß Sie besondere Ereignisse ebenfalls im Tagebuch vermerken. So sollten Sie sowohl Erkrankungen, Unwohlsein und Anzeichen für hohen Blutzucker als auch außergewöhnliche körperliche Bewegung dort vermerken. Weiterhin sind solche Ereignisse interessant, die sich auf Ihren Stoffwechsel ausgewirkt haben könnten, so zum Beispiel Geburtstagsfeiern, Reisen, Einladungen. Darüber hinaus sollten Sie sich wöchentlich wiegen und das ermittelte Körpergewicht notieren.

Bitte sprechen Sie mit Ihrem Hausarzt auch über die Medikamente, die Ihnen andere Ärzte verordnet haben. Notieren Sie Namen und Dosierungen aller Präparate, die Sie regelmäßig nehmen, in Ihrem Diabetes-Tagebuch. Bitte bringen Sie Ihr Tagebuch zu jedem Arztbesuch mit.

Eine Seite aus dem Diabetes-Tagebuch

Datum	Gewicht in kg	Harnzucker gemessen ca. 2 Std. nach den Mahlzeiten			Tabletten	Bemerkungen z. B. Erkrankungen, körperl. Bewegung
		morgens	mittags	abends		
Mo 11.	68	0,5	0	1,0		
Di 12.		0	0,25	0		
Mi 13.		0	2	2		Feier
Do 14.		0	0	0,5		
Fr 15.		0	0,1	0		
Sa 16.		0	0	0,5		
So 17.		0	0	0		

Nahrungsmittel

Der Körper benötigt Traubenzucker (Glukose) zur Energieversorgung. Er wird in den Körperzellen, zum Beispiel den Muskelzellen, gebraucht, um die normalen Stoffwechselvorgänge ablaufen zu lassen. Den Traubenzucker gewinnt der Körper aus der Nahrung.

Die Nahrungsmittel bestehen neben Mineralstoffen, Vitaminen und Wasser aus drei Hauptnährstoffen:

- **Kohlenhydrate (dies sind alle Zuckerarten und Stärke) zum Beispiel in Obst, Brot, Kartoffeln;**
- **Eiweiß zum Beispiel in Fleisch, Fisch, Quark;**
- **Fett zum Beispiel in Butter, Öl, Speck.**

Zu den Kohlenhydraten gehören verschiedene Zuckerarten und Stärke. Auf dem rechten unteren Bild sind Beispiele für kohlenhydratreiche Nahrungsmittel dargestellt. Die in ihnen enthaltene Stärke wird im Darm zu einzelnen Traubenzuckerbausteinen abgebaut. Rechts oben sehen Sie Beispiele für verschiedene Zucker.

Kohlenhydrate

Zucker:
Traubenzucker
Fruchtzucker
Haushaltszucker
Malzzucker
Milchzucker

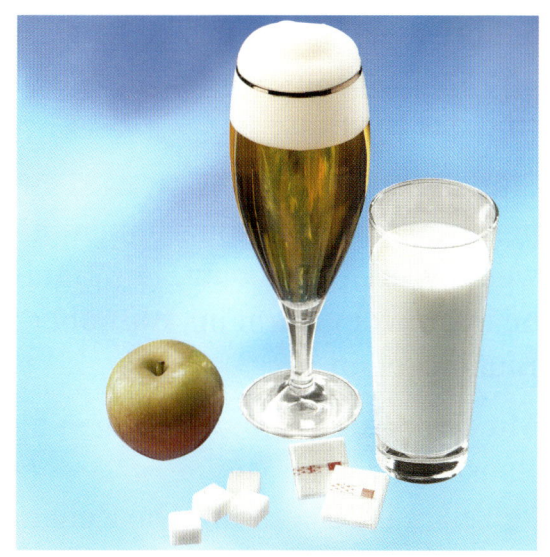

Stärke:
Stärke wird zu
Traubenzucker-
Bausteinen
abgebaut

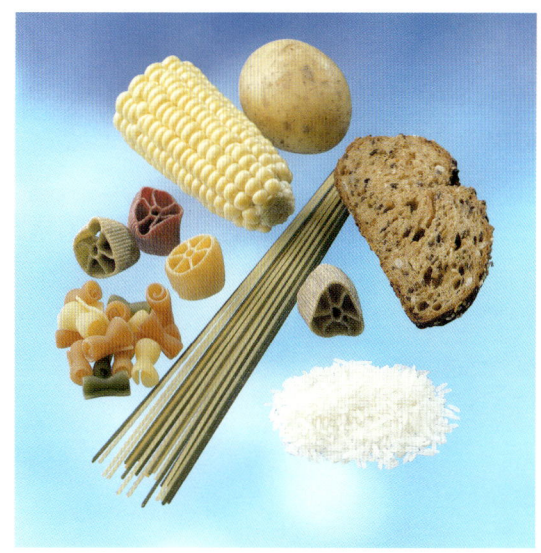

31

Der Zuckerstoffwechsel

Im Bild rechts sehen Sie den **Magen-Darm-Kanal**. Die **Fabrik** stellt die **Bauchspeicheldrüse** dar. Ein Schornstein raucht, das heißt, sie arbeitet normal und stellt Insulin her. Die dunkelblauen Schlüssel sind das **Insulin**.

Stärke, zum Beispiel Brot, wird im Darm zu einzelnen Traubenzucker-Bausteinen (hier dargestellt als weiße Würfel) abgebaut. Die Traubenzucker-Bausteine treten vom Darm ins **Blut** über. Damit steigt der Blutzucker an.

Mit dem **Blutkreislauf** gelangen die Traubenzucker-Bausteine zu den **Körperzellen** (zum Beispiel Muskelzellen im Oberarm). Die Zellen benötigen Traubenzucker zur Energieversorgung, um die normalen Stoffwechselvorgänge ablaufen zu lassen. Aus eigener Kraft können die Traubenzucker-Bausteine aber in Muskel- und Fettzellen nicht hinein. Sie brauchen einen Schlüssel.

Zellen brauchen Zucker

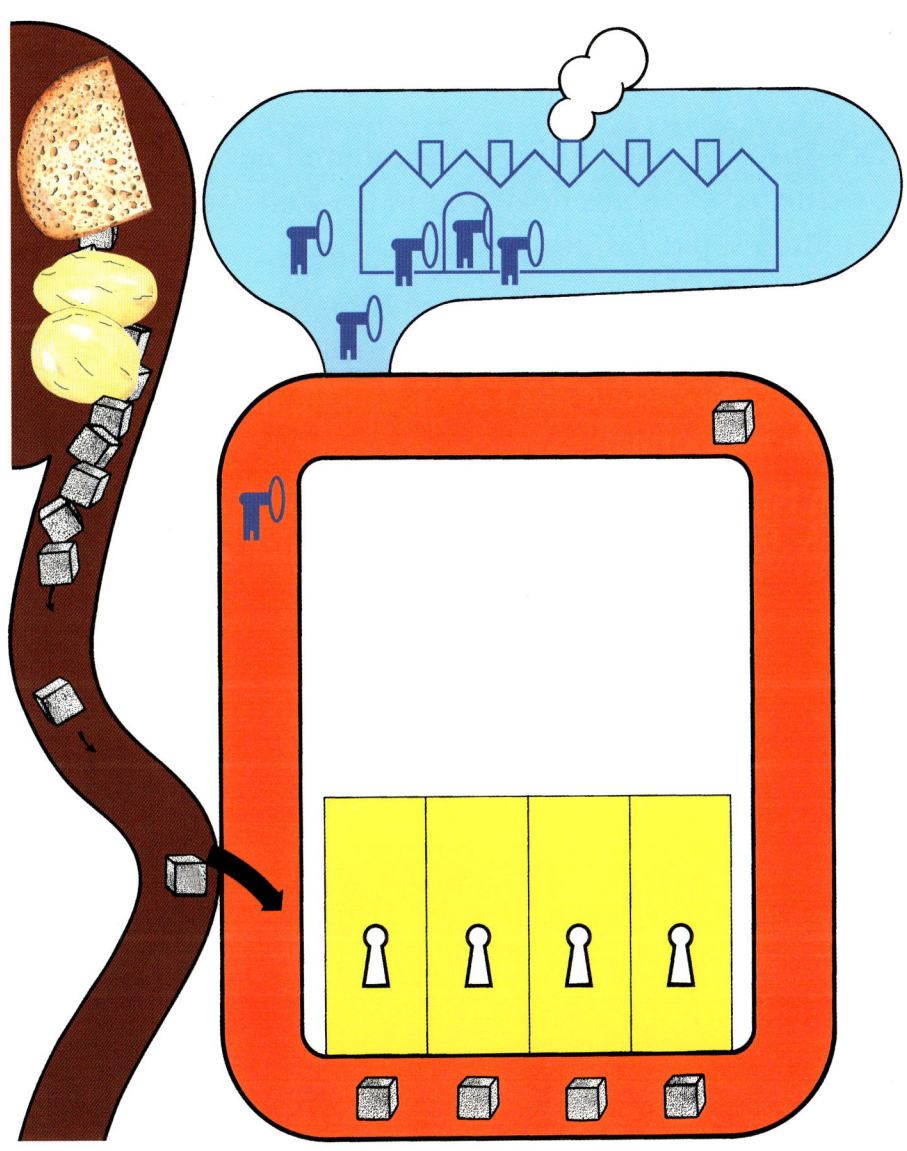

Insulin senkt den Blutzucker

Rechts sehen Sie, wie das Insulin den Blutzucker senkt.

Das **Insulin** gelangt über den **Blutkreislauf** zu den **Zellen**. Das Insulin paßt wie ein Schlüssel in die Schlüssellöcher der Zellen.

Das **Insulin** schließt die **Zelle** auf, und der Traubenzucker kann aus dem **Blut** in die Zelle gelangen. Dadurch senkt Insulin den Blutzucker.

Beim Nichtdiabetiker bildet die **Bauchspeicheldrüse** ausreichend Insulin (Schlüssel). Sie sehen, daß ein Schornstein der **Fabrik** raucht, das heißt, sie arbeitet normal.

Beim Nichtdiabetiker bleibt der **Blutzuckerspiegel** durch diesen Regelkreis stets im normalen Bereich.

Insulin senkt den Blutzucker

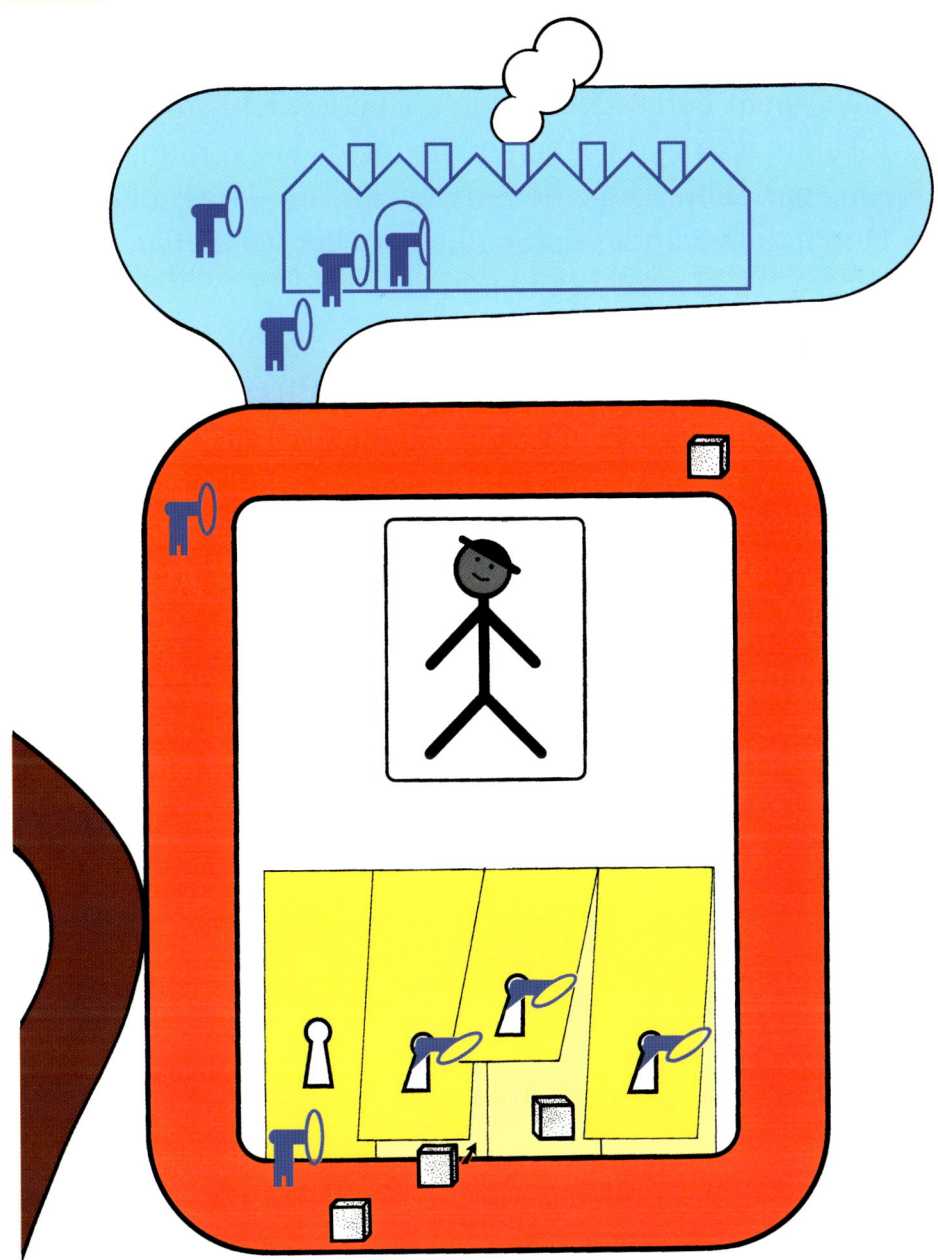

Übergewicht stört die Insulinwirkung

In der nebenstehenden Abbildung sehen Sie, daß bei Typ-2-Diabetes die Fabrik zur Insulinherstellung teilweise verfallen ist. Große Insulinmengen können nicht mehr hergestellt werden. Übergewicht stört die Insulinwirkung. Dies sehen Sie rechts als Veränderung der Schlüssellöcher an den Zellen dargestellt. Durch die veränderten Schlüssellöcher der Zellen wird viel mehr Insulin benötigt.

Um diesen erhöhten Insulinbedarf zu decken, muß die Fabrik viel stärker arbeiten. Deshalb rauchen rechts doppelt so viele Schornsteine der Fabrik wie auf der Vorseite beim Nichtdiabetiker. Da die Fabrik aber teilweise verfallen ist, kann nicht genug Insulin nachgeliefert werden. Wie Sie rechts sehen können, bleibt dadurch zuviel Traubenzucker im Blut.

Was kann man tun, um den Blutzucker zu senken? Die beste Behandlungsmaßnahme für übergewichtige Diabetiker ist das Abnehmen. Wie sich Gewichtsabnahme auf den Zuckerstoffwechsel auswirkt, erfahren Sie, wenn Sie umblättern.

Übergewicht stört die Insulinwirkung

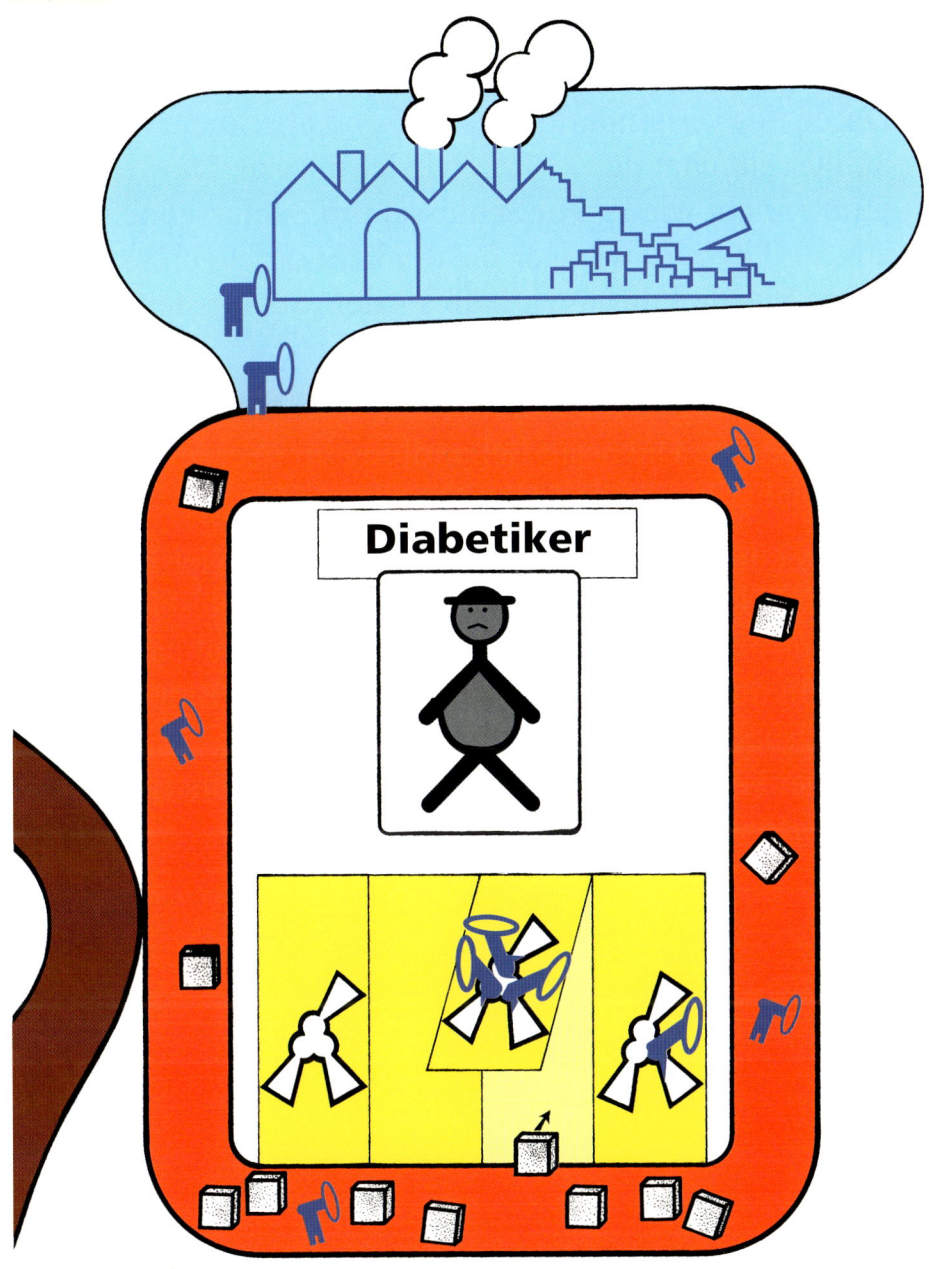

Abnehmen hilft

Bei Typ-2-Diabetes bleibt die Fabrik zur Insulinherstellung auch nach Gewichtsabnahme teilweise verfallen.

Durch das verminderte Gewicht sind aber die Schlüssellöcher der Zellen wieder normal. Dadurch reicht wieder ein Schlüssel pro Schlüsselloch aus, und es wird weniger Insulin benötigt. Rechts sehen Sie, daß nur noch halb so viele Schornsteine der Fabrik rauchen wie auf der Vorseite.

Außerdem sehen Sie, daß der Zuckergehalt im Blut gesunken ist. Die beste Behandlung für übergewichtige Diabetiker ist deshalb: Abnehmen.

Schon eine Gewichtsabnahme von drei bis vier Kilogramm kann für mehrere Jahre Ihre Diabeteseinstellung erheblich verbessern. Die Gewichtsabnahme hilft auch bei anderen Krankheiten: Bei Bluthochdruck kann dadurch der Blutdruck gesenkt und bei Fettstoffwechselstörungen können die Blutfettwerte verbessert werden.

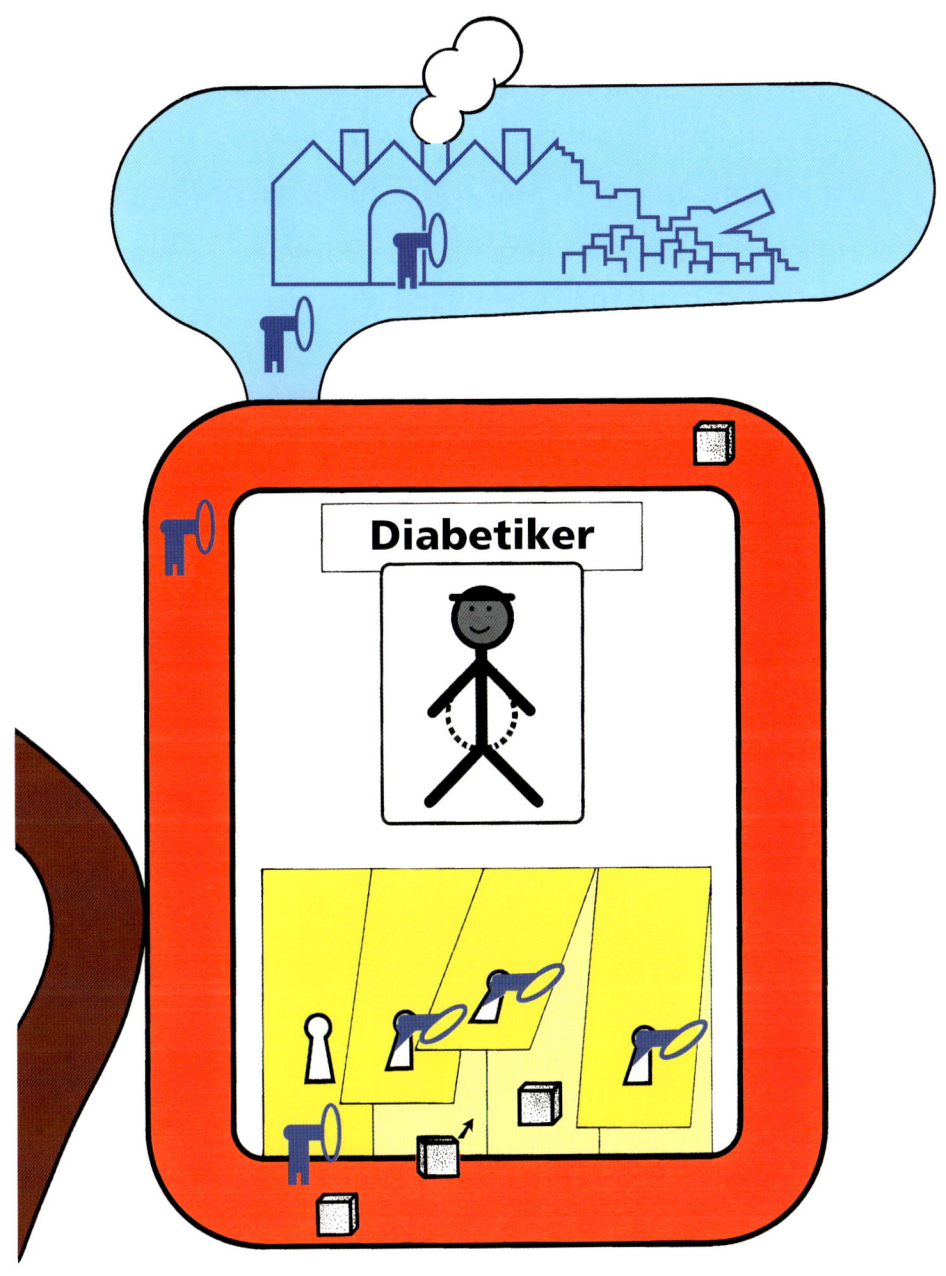

Das Normalgewicht

Im Rahmen des Schulungsprogramms bespricht Ihr Arzt mit Ihnen, wie viele Kilogramm Sie abnehmen sollten. Hierzu ist es wichtig zu wissen, ob Sie normalgewichtig, zu leicht oder zu schwer sind. Folgendermaßen läßt sich das Normalgewicht berechnen:

Körpergröße (in cm) - 100 = Normalgewicht (in kg).

Ein Beispiel: Die hier abgebildete Dame ist 1,58 m groß. Somit wäre ihr Normalgewicht:
(158 - 100) = 58 Kilogramm.

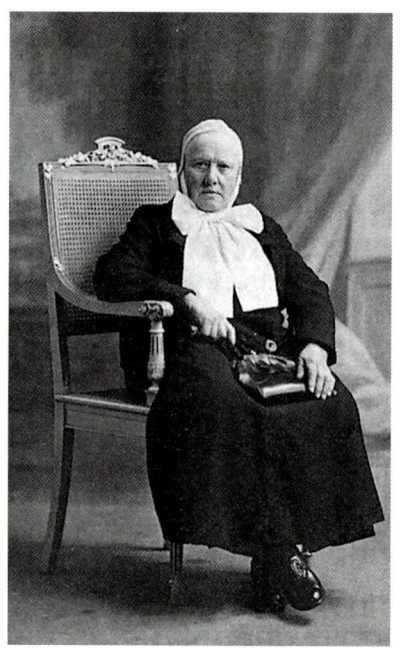

Rechnen Sie Ihr Normalgewicht aus:

Körpergröße (cm) ___ - 100 = Normalgewicht (kg) ___

Gewichtsabnahme und Medikamente

Wenn Sie blutzuckersenkende Medikamente vom Typ der Sulfonylharnstoffe einnehmen (siehe auch Kapitel über die blutzuckersenkenden Medikamente), wird Ihr Arzt Ihnen raten, diese nicht mehr einzunehmen, wenn Sie abnehmen. Weil unter (und nach) Gewichtsabnahme Ihr selbstgebildetes Insulin wieder besser wirkt, könnten Sie durch diese Medikamente Unterzuckerungen bekommen. Dies hat auch eine große englische Studie, die 1998 veröffentlicht wurde, zeigen können. Durch eine Gewichtsabnahme von rund vier Kilogramm konnten die Blutzuckerwerte der Patienten entscheidend verbessert werden.

Nach Gewichtsabnahme ist es sehr häufig möglich, den Diabetes lange Zeit ohne blutzuckersenkende Mittel erfolgreich zu behandeln. Ob später eine Behandlung mit Medikamenten oder Insulin notwendig wird, müssen Sie mit Ihrem Arzt besprechen.

Für die Gewichtsabnahme gibt es kein Geheimrezept. Man muß weniger Kalorien zu sich nehmen als bisher. Auf den folgenden Seiten möchten wir Ihnen helfen, durch eine Umstellung Ihrer bisherigen Ernährung dem Körper langfristig weniger Kalorien zuzuführen.

Kalorien

Die umgangssprachliche Bezeichnung Kalorie entspricht der Maßeinheit Kilokalorie (kcal). Der Energiegehalt eines Nahrungsmittels wird in Kilokalorien oder Kilojoule angegeben. Eine Kilokalorie entspricht 4,2 Kilojoule.

Nährstoffe enthalten unterschiedliche Mengen an Energie: Ein Gramm Fett enthält neun Kalorien, ein Gramm Eiweiß oder ein Gramm Kohlenhydrate enthalten jeweils zirka vier Kalorien, und in einem Gramm Alkohol sind sieben Kalorien enthalten. Wasser enthält keine Kalorien.

Zum Abnehmen bietet sich eine Kost mit rund 1000 Kalorien pro Tag an. Ihr Arzt legt mit Ihnen fest, wie viele Kalorien Sie pro Tag essen sollten.

Wenn Sie Gewicht abnehmen möchten und keine Medikamente vom Typ der Sulfonylharnstoffe einnehmen oder Insulin spritzen, brauchen Sie Ihre Kost nicht nach Broteinheiten (BE, KHE oder KE) zu berechnen, sondern nur nur auf den Energiegehalt der Nahrungsmittel zu achten, das heißt, weniger Kalorien zu sich zu nehmen.

Die folgenden Seiten geben Ihnen Hinweise, wie Sie sich ernähren sollten.

Ein Gramm ... enthält ... Kalorien

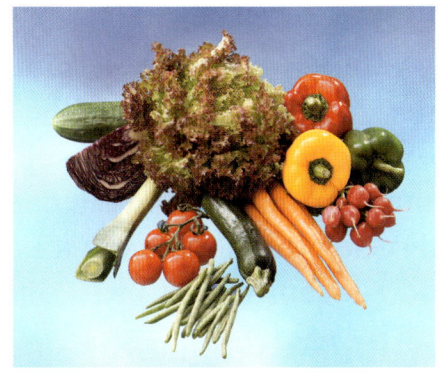

Wasser   0

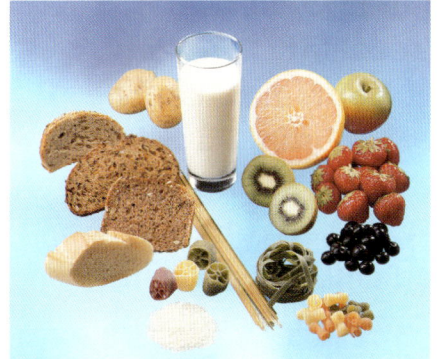

Kohlenhydrate   4

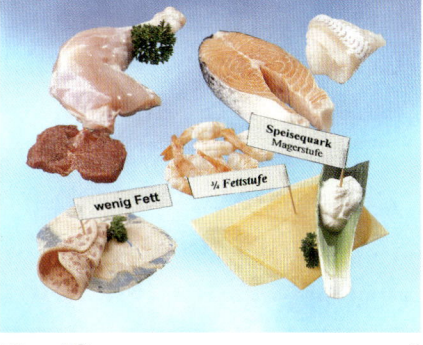

Eiweiß   4

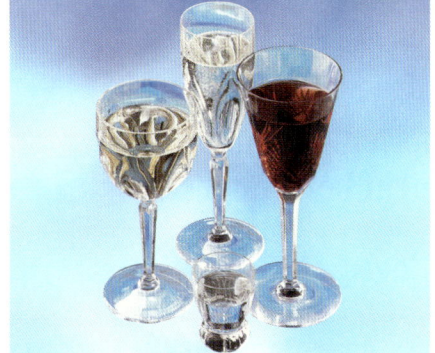

Alkohol   7

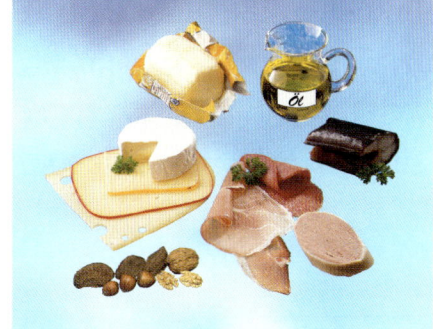

Fett   9

Zum Abnehmen sehr hilfreiche Nahrungsmittel

Beim Abnehmen „sehr hilfreich" sind die „wasserreichen" Nahrungsmittel, die fast keine Kalorien enthalten. Dazu gehören folgende Getränke: Mineralwasser, Kräutertee und süßstoffgesüßte Erfrischungsgetränke. Hiervon dürfen und sollten Sie viel trinken, wenn Sie abnehmen wollen. Außerdem gehören dazu alle Gemüse und Salate (außer Kartoffeln, Mais und Hülsenfrüchten), so zum Beispiel:

Auberginen, Blumenkohl, grüne Bohnen, Broccoli, Champignons, Chicorée, Chinakohl, Eichblattsalat, Eisbergsalat, Endiviensalat, frische Erbsen, Fenchel, Friséesalat, Grünkohl, Gurken, Karotten, Kohlrabi, Kopfsalat, Lauch, Lollo-Rosso-Salat, Mangold, Möhren, Paprika, Pilze, Porree, Radicchio, Radieschen, Rettich, Rhabarber, Römischer Salat, Rosenkohl, Rote Bete, Rotkohl, Sauerkraut, Schwarzwurzeln, Sellerie, Spargel, Spinat, Tomaten, Weißkohl, Wirsing, Zucchini, Zwiebeln.

Die Kalorien der sehr hilfreichen Nahrungsmittel brauchen Sie nicht zu berechnen.

Zum Würzen empfehlen wir Ihnen alle Kräuter, frisch oder getrocknet. Die Kalorien von naturbelassenen Kräutern werden auch nicht berechnet.

Zum Abnehmen sehr hilfreiche Nahrungsmittel

Essen Sie soviel davon, wie Sie möchten.

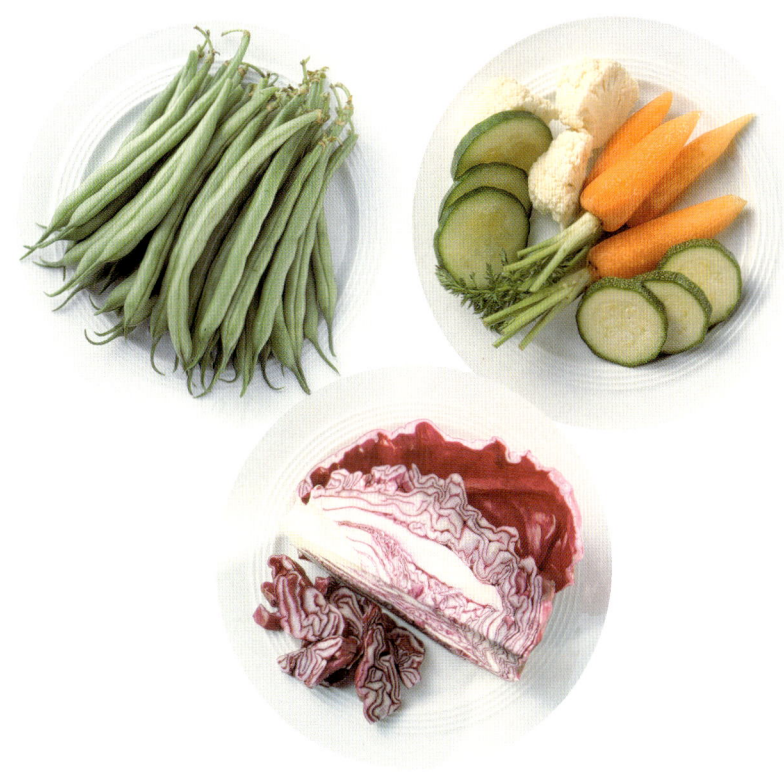

Zum Abnehmen sehr hilfreiche Nahrungsmittel

Essen Sie soviel davon, wie Sie möchten.

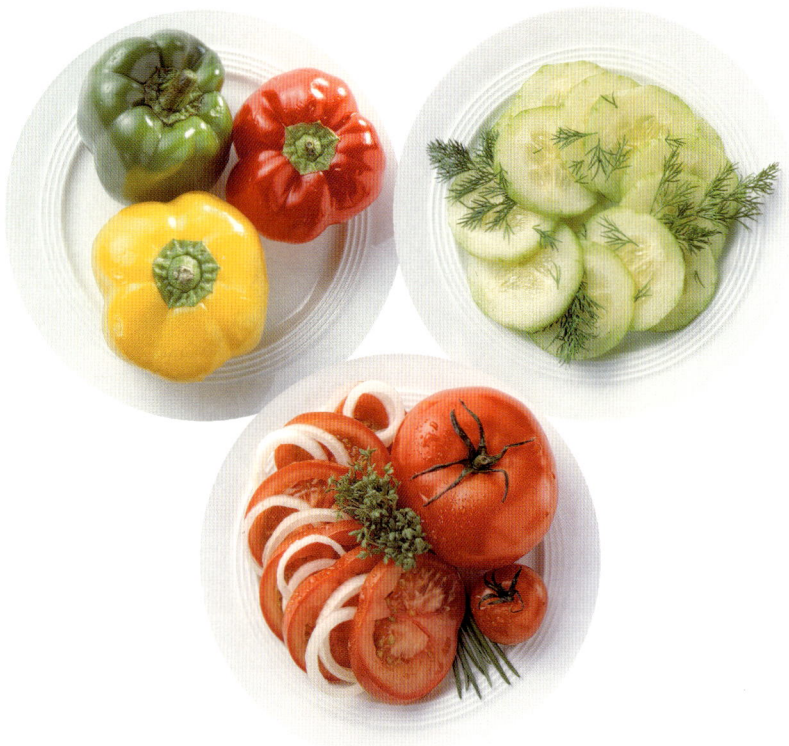

Zum Abnehmen sehr hilfreiche Nahrungsmittel

Essen Sie soviel davon, wie Sie möchten.

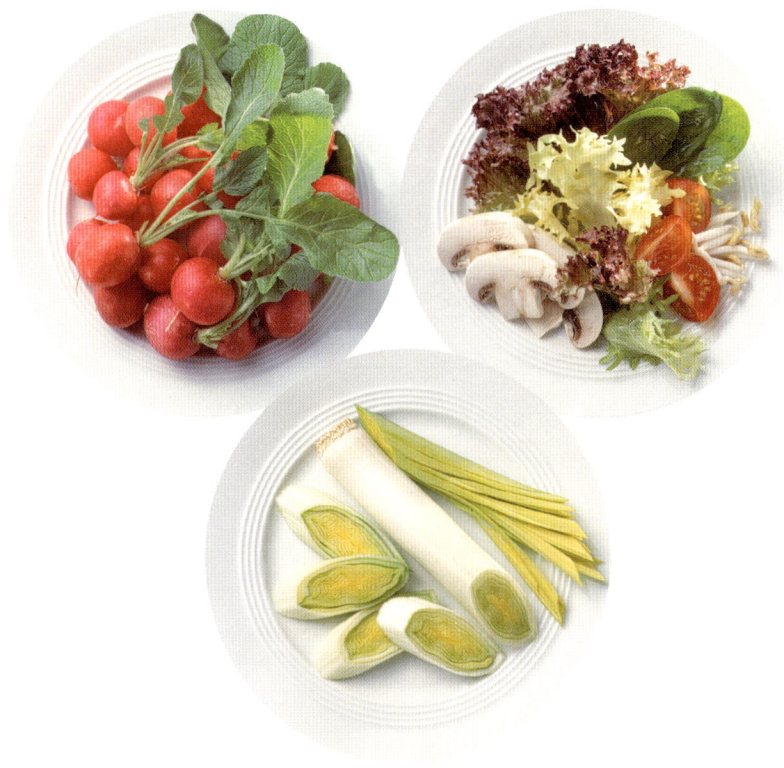

Zum Abnehmen geeignete Nahrungsmittel

Zum Abnehmen geeignet sind die mageren, eiweiß-
reichen Nahrungsmittel. Dafür gilt: FdH - essen Sie
die Hälfte der bisherigen Portion. Hierzu gehören

• magere Fleischsorten, Fettgehalt bis 20 %,
• alle Fische, Krustentiere und sonstigen Meeres-
  früchte (außer Aal, Räucherfisch und Dosenfisch
  in Öl).

Abgebildet sind jeweils 100 Kalorien:

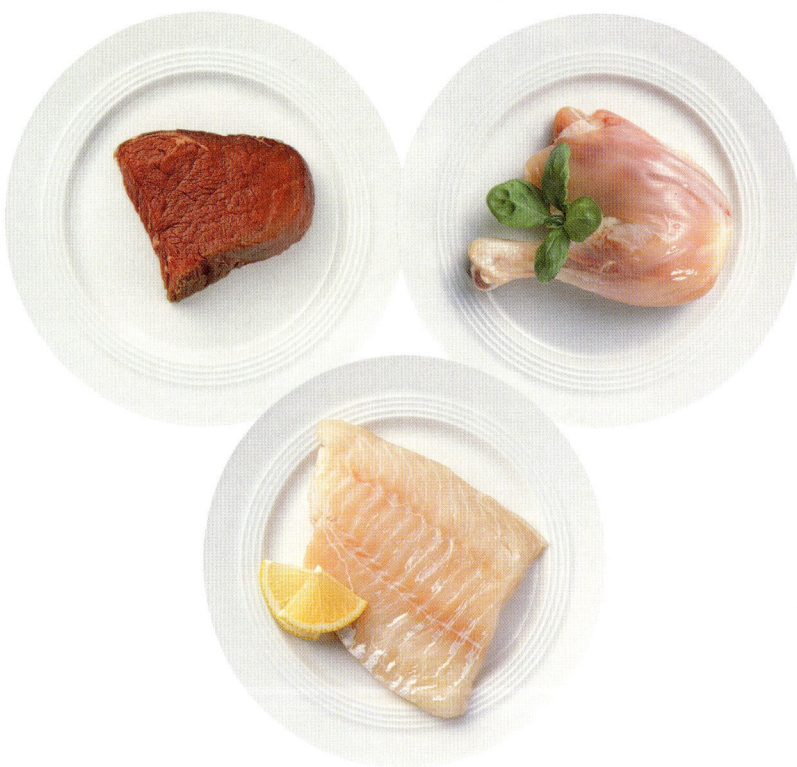

Zum Abnehmen geeignete Nahrungsmittel

Zum Abnehmen geeignet sind die mageren, eiweiß-
reichen Nahrungsmittel. Dafür gilt: FdH - essen Sie
die Hälfte der bisherigen Portion. Hierzu gehören

- Magerquark, Milch, Buttermilch, Kefir, Joghurt,
- magere Käsesorten, Fettgehalt (i. Tr.) bis 30 %,
- magerer Aufschnitt, Fettgehalt bis 20 %.

Abgebildet sind jeweils 100 Kalorien:

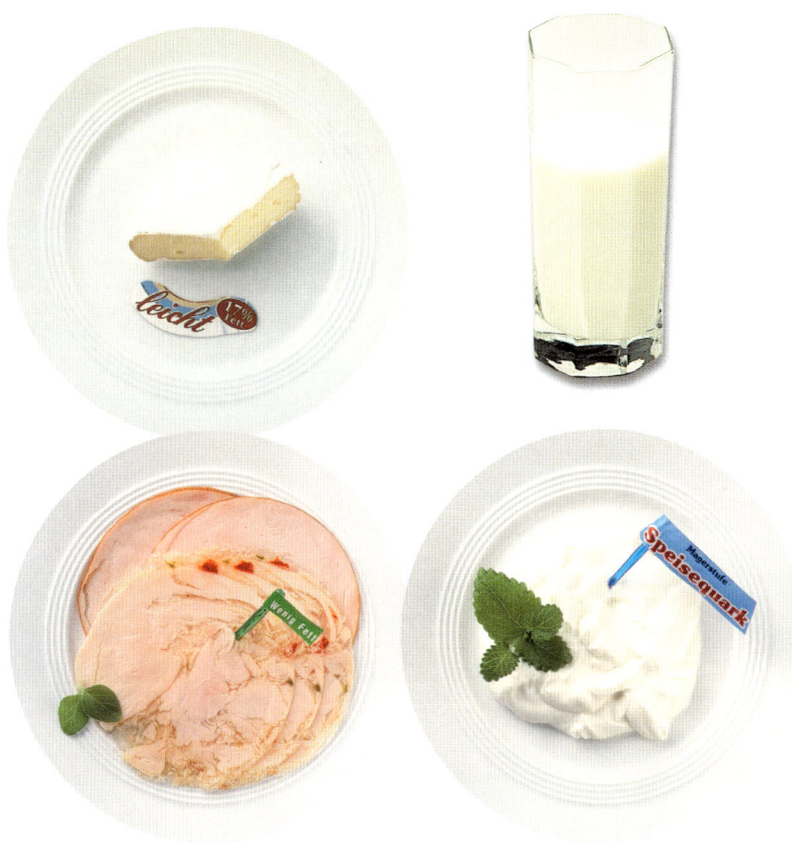

Zum Abnehmen geeignete Nahrungsmittel

Zum Abnehmen geeignet sind stärkereiche Nahrungsmittel. Dafür gilt: FdH - essen Sie die Hälfte der bisherigen Portion. Hierzu gehören

• alle Brotsorten, Reis, Nudeln, Haferflocken,

• Kartoffeln, Zuckermais, Hülsenfrüchte.

Abgebildet sind jeweils 100 Kalorien:

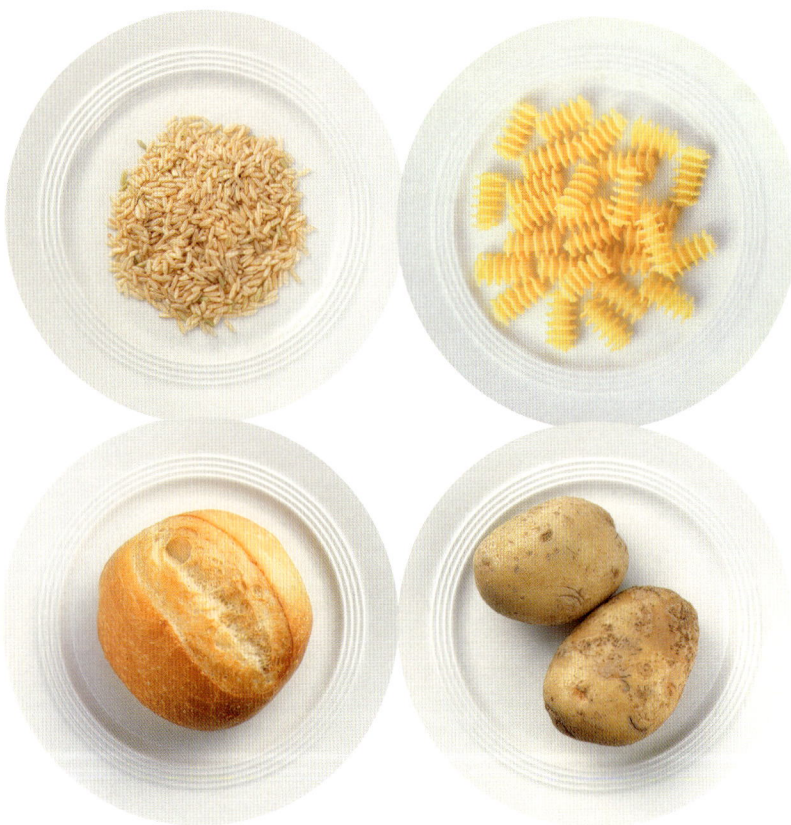

Zum Abnehmen geeignete Nahrungsmittel

Zum Abnehmen geeignet ist das Obst. Dafür gilt: FdH - essen Sie die Hälfte davon wie bisher. Hierzu gehören

• alle Obstsorten außer: Trockenobst.

Abgebildet sind jeweils 100 Kalorien:

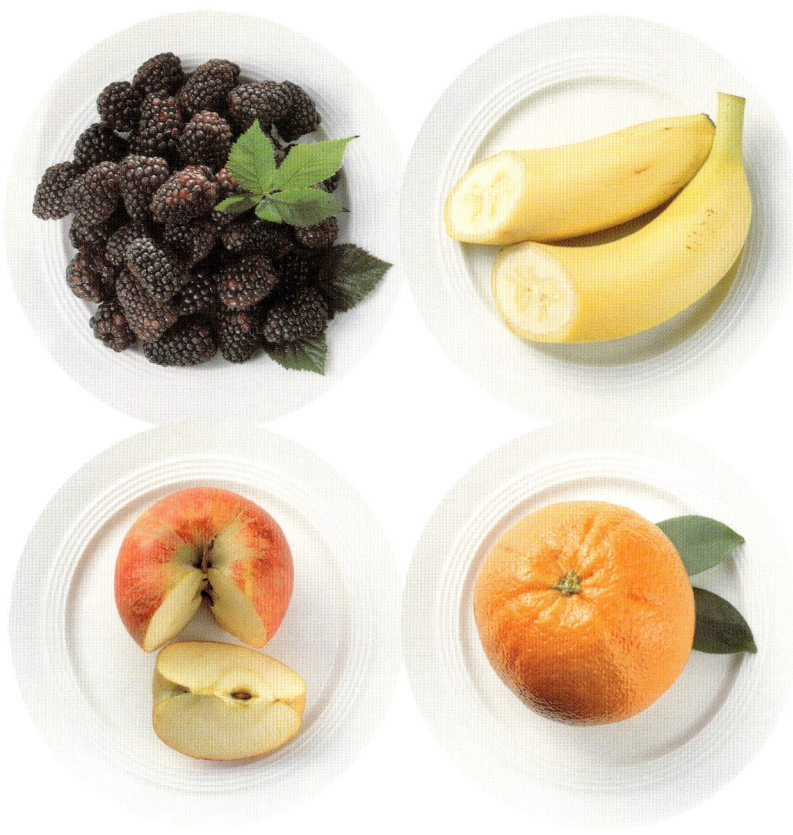

Zum Abnehmen ungeeignete Nahrungsmittel

Zum Abnehmen ungeeignet sind die fettreichen Nahrungsmittel. Dafür gilt: eher weglassen. Hierzu gehören

• Öl, Butter, Margarine, Mayonnaise, Eigelb,
• Sahne, Crème fraîche, Schmand,
• fetter Käse (über 30 % Fett i. Tr.),
• Nüsse.

Abgebildet sind jeweils 100 Kalorien:

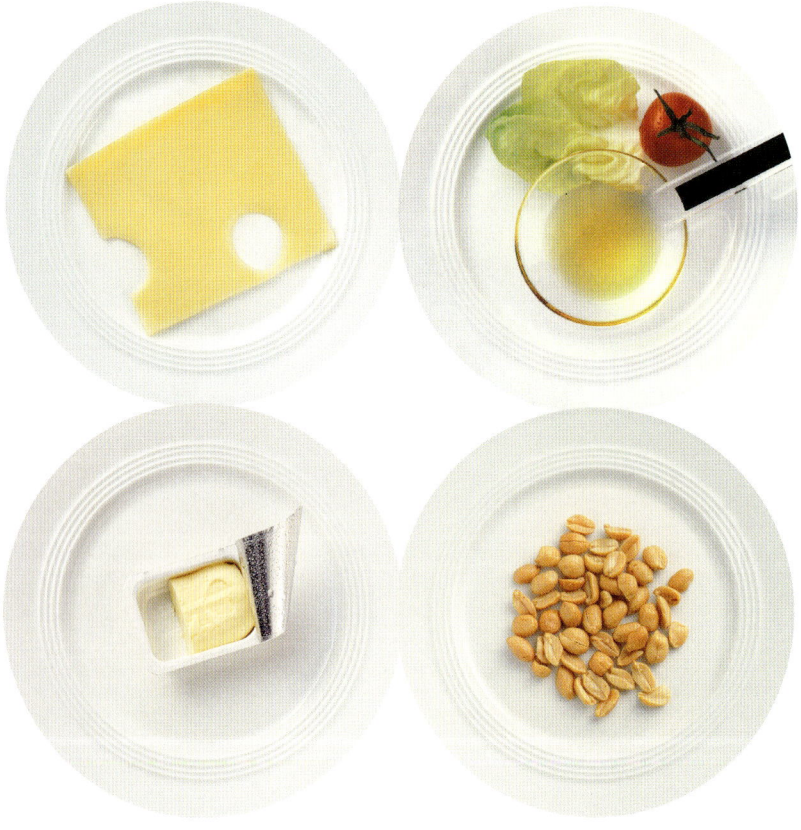

Zum Abnehmen ungeeignete Nahrungsmittel

Zum Abnehmen ungeeignet sind die fettreichen Nahrungsmittel. Dafür gilt: eher weglassen. Hierzu gehören

• fette Fleisch- und Wurstwaren (über 20 % Fett),
• fette Fische: Aal, Räucherfisch, Fisch in Öl.

Abgebildet sind jeweils 100 Kalorien:

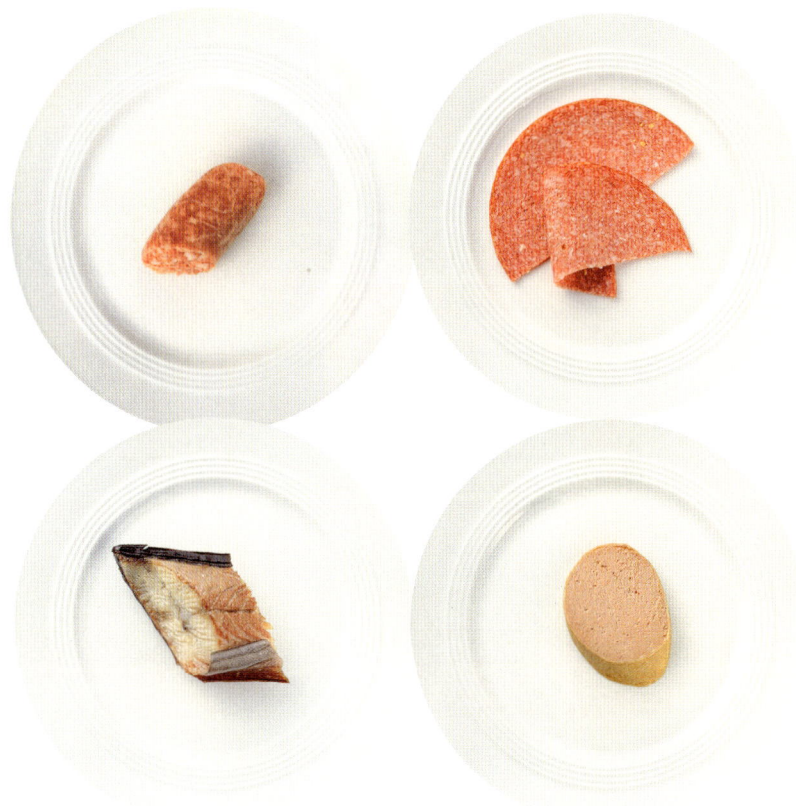

Zum Abnehmen ungeeignete Nahrungsmittel

Zum Abnehmen ungeeignet sind die zuckerhaltigen Nahrungsmittel. Dafür gilt: eher weglassen. Hierzu gehören

- Traubenzucker und Haushaltszucker in allen Formen, mit Haushaltszucker gesüßte Getränke,
- Kuchen, Schokolade, Bonbons,
- Konfitüre, Honig, Nußnougatcreme, Trockenobst.

Abgebildet sind jeweils 100 Kalorien:

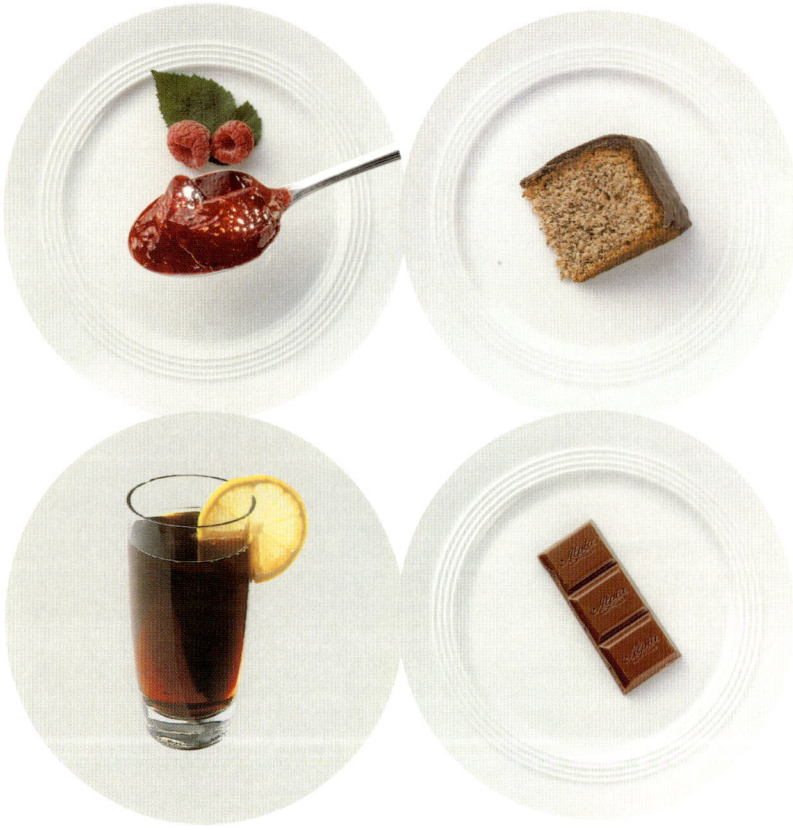

Zum Abnehmen ungeeignete Nahrungsmittel

Alkoholische Getränke sind zum Abnehmen ungeeignet. Dafür gilt: eher weglassen, wenn Sie abnehmen wollen.

Abgebildet sind jeweils 100 Kalorien:

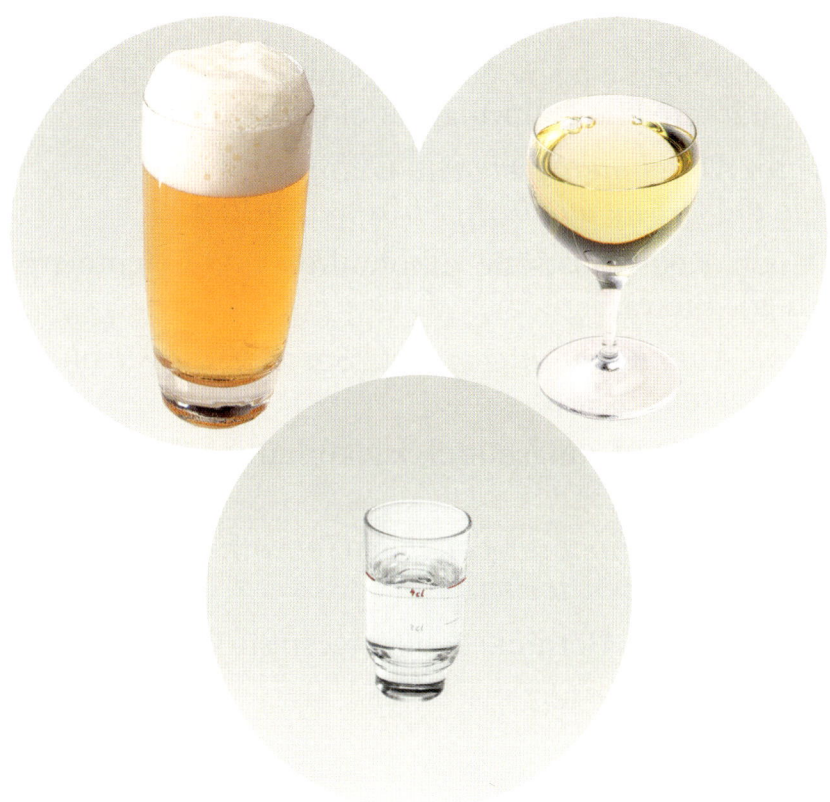

Zusammenfassung

Zum Abnehmen sehr hilfreiche Speisen, von denen Sie viel essen sollten:

wasserreiche feste Nahrungsmittel.

Zum Abnehmen sehr hilfreiche Getränke, von denen Sie viel trinken sollten:

Mineralwasser, Kaffee, Tee, süßstoffgesüßte Limonaden, Gemüsesäfte.

Zum Abnehmen geeignete Speisen, von denen Sie die Hälfte wie bisher essen sollten:

eiweißreiche magere Nahrungsmittel, Milchprodukte, stärkereiche Nahrungsmittel und Obst.

Zum Abnehmen geeignete Getränke, von denen Sie die Hälfte wie bisher trinken sollten:

Milch, Kefir, Obstsäfte, alkoholfreie und Leichtbiere (Light-Biere).

Zum Abnehmen ungeeignete Speisen, die Sie eher weglassen sollten:

fettreiche Nahrungsmittel, zuckerhaltige Nahrungsmittel.

Zum Abnehmen ungeeignete Getränke, die Sie eher weglassen sollten:

alkoholische Getränke, zuckergesüßte Getränke.

Drei goldene Regeln zum Abnehmen

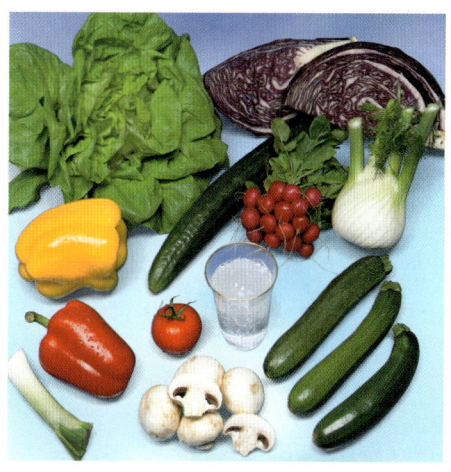

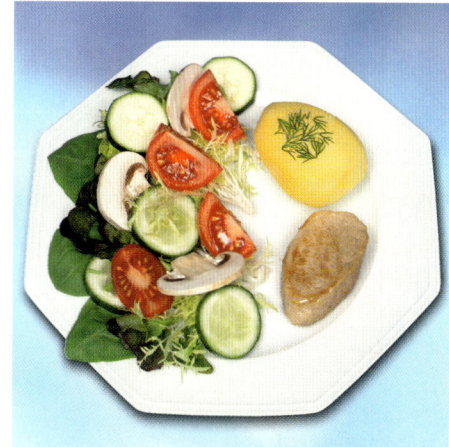

Wasser macht nicht dick

Salate und Gemüse als Hauptgericht, Fleisch als Beilage

Warnung
vor Fett, Zucker und Alkohol

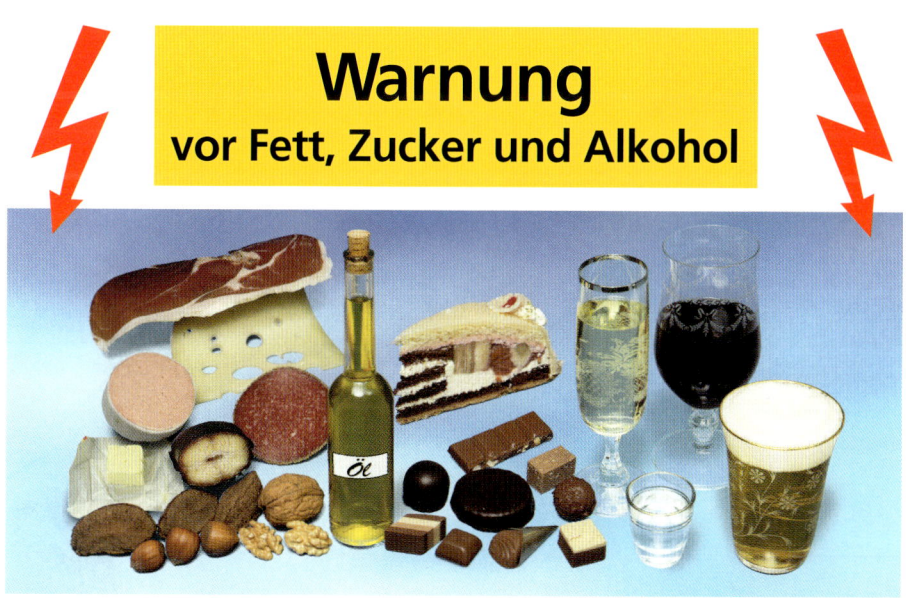

Kaloriensparen beim Frühstück

Anstatt:

50 kcal	Tee mit Zucker
200 kcal	2 Brötchen
200 kcal	Butter
100 kcal	Konfitüre
200 kcal	Salami

750 Kalorien

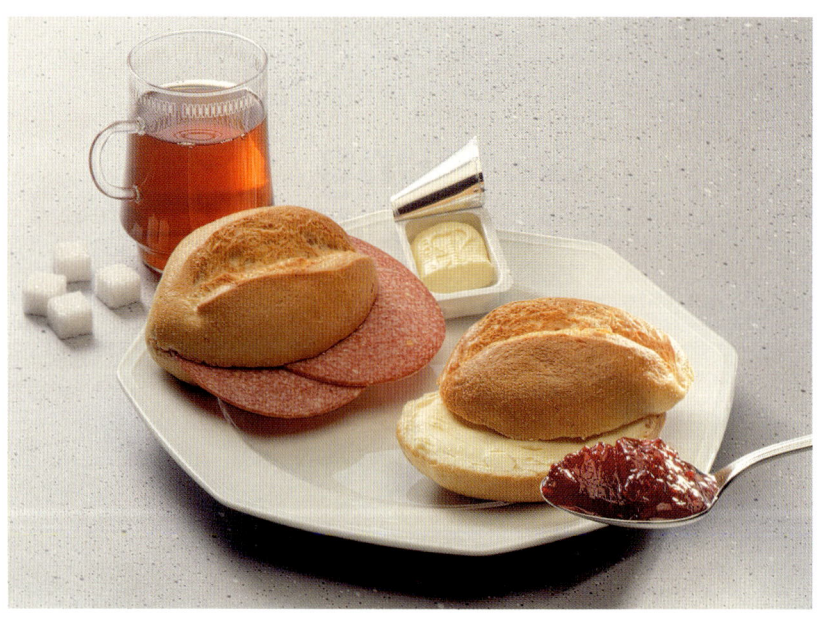

500 Kalorien gespart

Besser:

frei	Tee mit Süßstoff
100 kcal	ein Brötchen
50 kcal	Butter
50 kcal	Magerquark
25 kcal	kalorienarme Konfitüre
25 kcal	magere Geflügelwurst
frei	Tomate

250 Kalorien

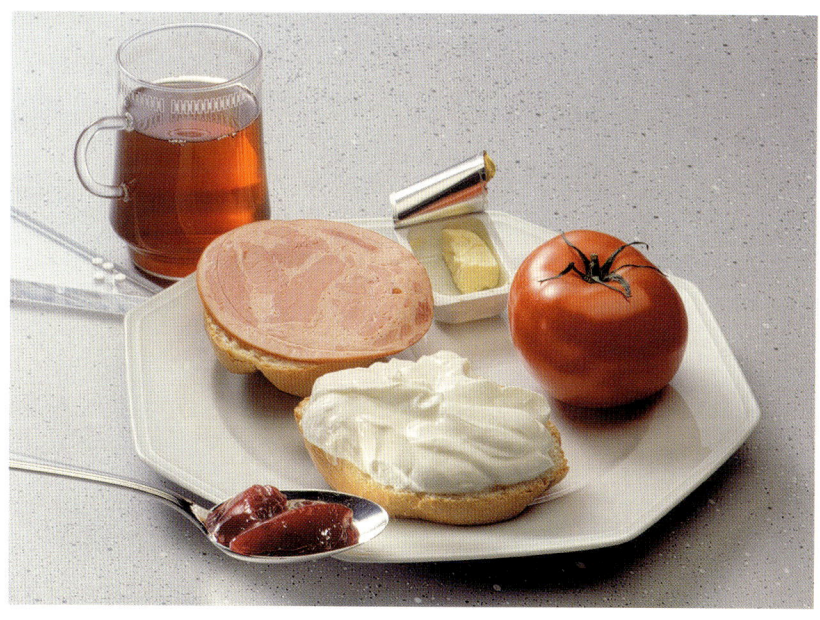

Kaloriensparen beim Mittagessen

Anstatt:

100 kcal	Glas Weißwein
350 kcal	Wiener Schnitzel
200 kcal	Pommes frites
25 kcal	Ketchup
200 kcal	Erbsen mit Buttersoße
225 kcal	Eis mit Sahne

1100 Kalorien

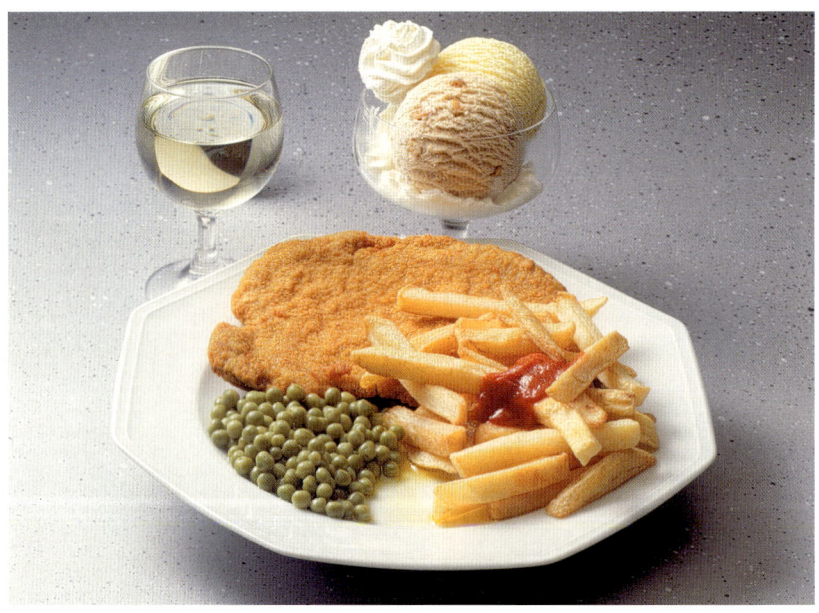

750 Kalorien gespart

Besser:

frei	Mineralwasser
150 kcal	1/2 Schnitzel natur
100 kcal	2 Kartoffeln mit Petersilie
frei	Broccoli
100 kcal	Orange

350 Kalorien

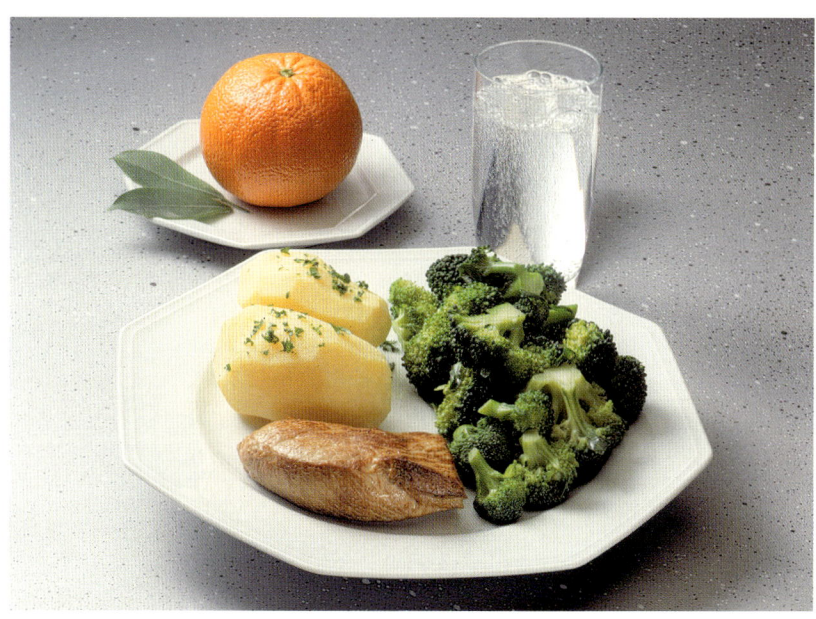

Kalloriensparen beim Abendessen

Anstatt:

225 kcal	1 Flasche Bier
200 kcal	2 Scheiben Brot
200 kcal	Käse
200 kcal	Leberwurst
200 kcal	Butter

1025 Kalorien

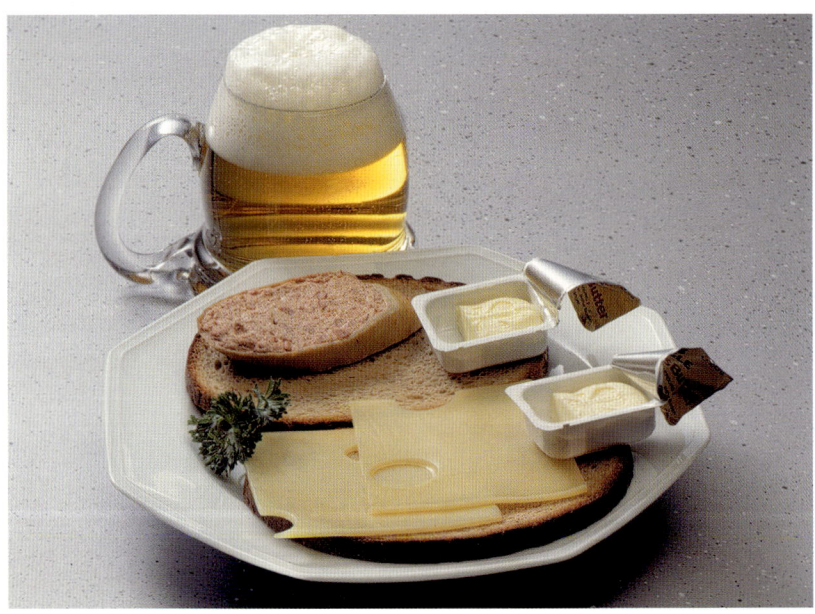

650 Kalorien gespart

Besser:

frei	Mineralwasser
100 kcal	1 kleine Flasche (0,3 l) „Light Bier"
100 kcal	1 Scheibe Brot
50 kcal	magerer Käse (bis 30 % F. i. Tr.)
25 kcal	magerer Lachsschinken
frei	gemischter Salat
100 kcal	Butter

---

375 Kalorien

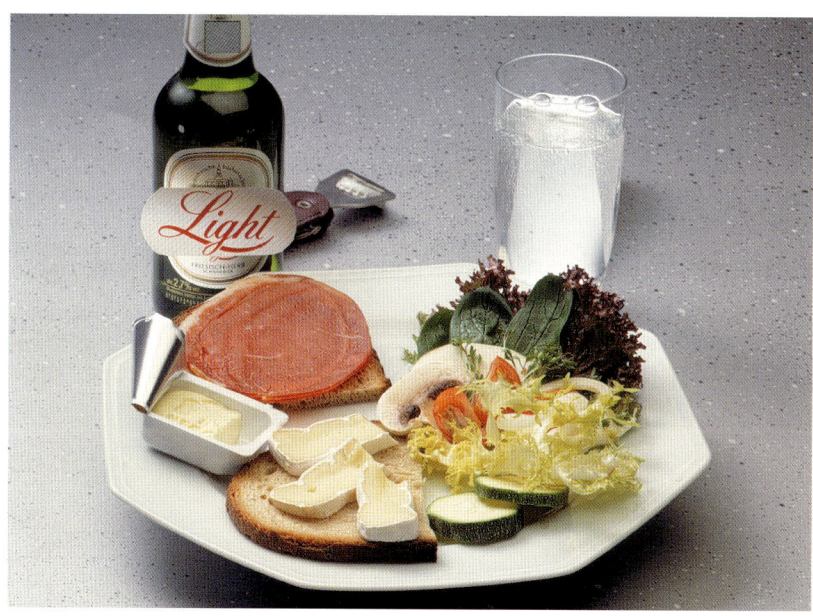

Einige Tips zum Kaloriensparen

Getränke:

statt normalem Bier: alkoholfreies Bier oder Leichtbier (Light-Bier).

Zubereitung:

statt fritieren: fettarm braten,

statt fettarm braten: grillen oder dünsten,

statt panieren und in Fett braten: natur kurzbraten oder grillen.

Salatsoße:

statt Öl: Salatsoße auf Joghurtbasis (Joghurt, Essig, Zitronensaft, Pfeffer, Kräuter).

Gemüsesoße:

statt Butter, Holländischer Soße und Mehlschwitze: Gemüse natur mit Kräutern.

Womit süßen?

statt normaler Konfitüre: kalorienverminderte Konfitüre (mit Süßstoff),

statt normalen Erfrischungsgetränken: kalorienverminderte Erfrischungsgetränke mit Süßstoff.

100 Kalorien = ...

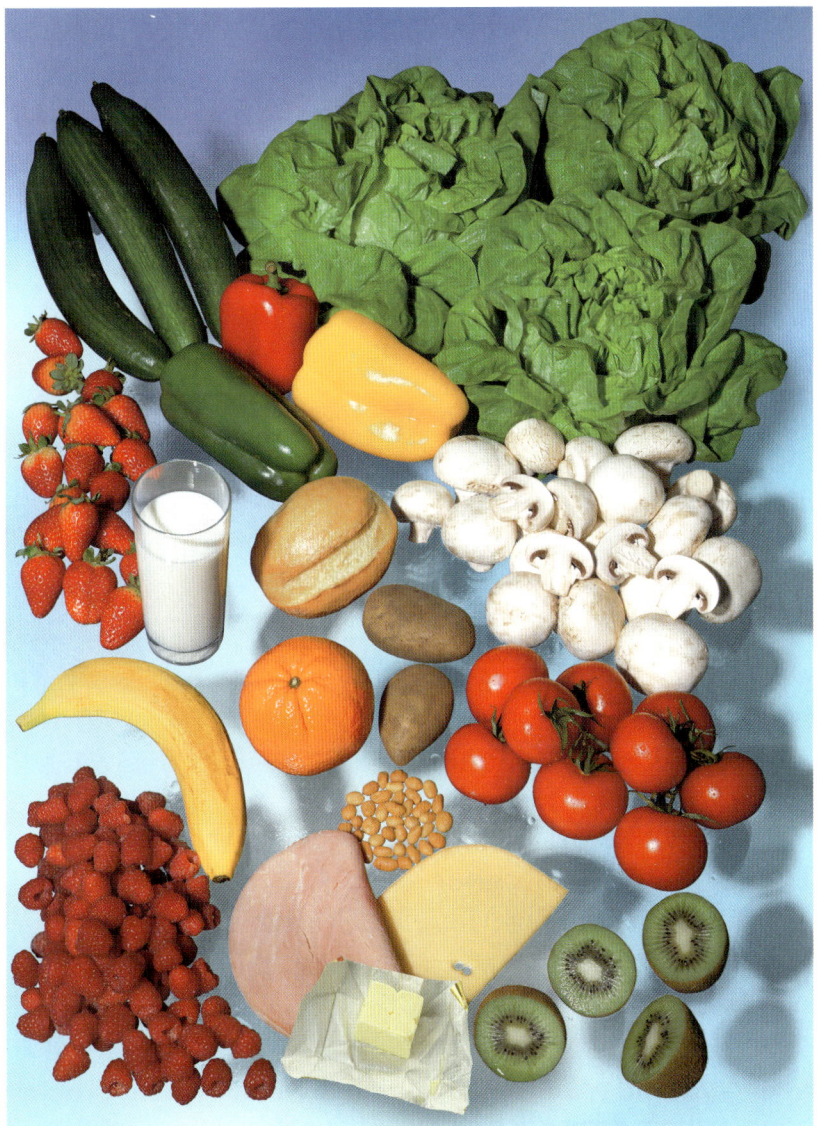

Die dargestellten Nahrungsmittelmengen enthalten jeweils 100 Kalorien.

100 Kalorien* entsprechen:

A

	Aachener Printe	20 g
	Aal, geräuchert	30 g
2	After eight	
1/2	Amerikaner	
2 Scheiben	Ananas, frisch	320 g
2	Anisplätzchen	
1 großer	Apfel	200 g
1 Tasse	Apfelmus	130 g
1 Glas	Apfelsaft	220 ml
1 mittelgroße	Apfelsine	320 g
1/2	Apfeltasche, McDonald's	
	Apfeltorte, gedeckt	50 g
6	Aprikosen	250 g
6	Aprikosen, getrocknet	40 g
	Austern, ausgelöst	100 g

B

	Baguette	40 g
1	Banane	180 g
	Baumkuchen	25 g
	Barschfilet	130 g
1/2	Berliner	35 g
1/5	Big Mäc, McDonald's	40 g
1 Glas	Bier	200 ml
	Bienenstich	35 g
1	Birne	200 g

* Bei Obst sind jeweils Mengen mit Stein, Kern bzw. Schale angegeben. Beim Käse ist der Fettgehalt „in der Trockenmasse" angegeben.

66

100 Kalorien = ...

4	Bonbons	25 g
	Bratkartoffeln	100 g
1/4	Bratwurst	30 g
	Brie (50 % F.)	30 g
1	Brötchen	40 g
14 Eßlöffel	Brombeeren	240 g
	Brot, Baguette	40 g
1/2	Brot, Croissant	25 g
1 Scheibe	Brot, Grau-	50 g
ca. 3 Sch.	Brot, Knäcke-	30 g
1 Scheibe	Brot, Pumpernickel	50 g
1 Scheibe	Brot, Roggenvollkorn-	50 g
2 Scheiben	Brot, Toast-	40 g
2 Scheiben	Brot, Weiß-	40 g
2 Eßlöffel	Buchweizen	30 g
	Bückling	40 g
1 Stich	Butter	15 g
5	Butterkekse	25 g
	Buttercremetorte	30 g
1 großes Glas	Buttermilch	250 ml

C

	Camembert (30 % F.)	50 g
	Camembert (50 % F.)	30 g
10	Cashewnüsse	15 g
1/3	Cheeseburger, McDonald's	40 g
2 1/2	Chicken McNuggets, McDonald's	
2 Scheiben	Corned beef, deutsch	70 g
6 Eßlöffel	Cornflakes	30 g

100 Kalorien = ...

1 Eßlöffel	Crème fraîche (40 % F.)	30 g
1/2	Croissant	25 g

D

2	Datteln, getrocknet	40 g
1 Stich	Diätmargarine	15 g
2 Kaffeelöffel	Diätöl	10 ml
2 Kaffeelöffel	Distelöl	10 ml
2	Dominosteine	25 g
	Donauwellen	35 g
	Dorschfilet	130 g
1/3	Doughnut, McDonald's	25 g
1	Duplo	

E

1 Scheibe	Edamer (45 % F.)	30 g
1/4 Portion	Egg McMaffin, McDonald's	
1 großes	Ei	70 g
1 Gläschen	Eierlikör	40 ml
1 1/2	Eigelb	30 g
5	Eiklar	180 g
	Eisbein ohne Schwarte	50 g
	Eis, Frucht-	75 g
	Eis, Milch-	75 g
1/2	Elisen/Nürnberger Lebkuchen	
1 Scheibe	Emmentaler (45 % F.)	30 g
	Entenfleisch	40 g
	Erbsen, getrocknet	30 g
20	Erdbeeren	300 g

100 Kalorien = ...

1 Eßlöffel	Erdnüsse	15	g
	Erdnußbutter	30	g
8	Eßkastanien	50	g

F

	Fasanfleisch	60	g
3	Feigen	180	g
	Fetakäse (45 % F.)	40	g
2 Scheiben	Filet, Kalbs-	100	g
1 Scheibe	Filet, Rinder-	80	g
1 Scheibe	Filet, Schweine-	60	g
	Fischfilet, paniert	60	g
	Fischfilet, Rotbarsch	90	g
	Fischfilet, Schellfisch	130	g
	Fischfilet, Seelachs	120	g
1/4	Fischmäc, McDonald's		
2	Fischstäbchen	60	g
	Fleischkäse	30	g
1 Scheibe	Fleischwurst	30	g
	Flunder	140	g
1 kleine	Forelle	100	g
	Frankfurter Kranz	30	g
	Frankfurter Würstchen	40	g
1/3	Frikadelle	50	g
1 Eßlöffel	Frischkäse, Doppelrahm-	30	g
1/2 Becher	Frischkäse, körnig (20 % F.)	100	g
1 Stich	Fritierfett	10	g
	Fruchtgummi	30	g
1 Eßlöffel	Fruchtzucker	25	g

100 Kalorien = ...

1/2 Tasse	Früchtemüsli	30	g
1 Scheibe	Frühstücksfleisch	30	g

G

	Gänsefleisch	30	g
	Gänseleberpastete	20	g
	Garnelen, ausgelöst	110	g
1 Scheibe	Gelbwurst	30	g
	Gnocci	60	g
	Gorgonzola	30	g
	Gouda (45 % F.)	30	g
1	Granatapfel	130	g
1 Scheibe	Graubrot	50	g
2 Eßlöffel	Graupen	30	g
2 Eßlöffel	Gries	30	g
2/3 Teller	Gulaschsuppe	170	ml

H

1 Eßlöffel	Hackfleisch, gemischt	40	g
	Hähnchen, Brat-	70	g
3 Eßlöffel	Haferflocken	30	g
2 Stiche	Halbfettmargarine (40 % F.)	30	g
1/4	Ham&Eggs, McDonald's	40	g
1/3	Hamburger, McDonald's	40	g
	Harzer Käse	80	g
15	Haselnüsse	15	g
	Hasenfleisch	80	g
	Hecht	120	g

100 Kalorien = ...

	Hefeteig	30 g
14 Eßlöffel	Heidelbeeren	280 g
3	Heidesand, Gebäck	20 g
	Heilbutt, geräuchert	40 g
	Heilbuttfilet, weiß	130 g
	Hering, Brat-, o. Bismarck-	50 g
	Hering, Filet	40 g
	Hering, Matjes-	40 g
	Hering in Tomatensoße	50 g
15 Eßlöffel	Himbeeren	280 g
2 Eßlöffel	Hirse	30 g
1 Eßlöffel	Honig	40 g
1/3	Honigmelone	250 g
1/2 Becher	Hüttenkäse	100 g
	Hummer, ausgelöst	120 g
	Huhn, Brat-	70 g
	Huhn, Keule, Brust	90 g

J

1 Scheibe	Jagdwurst	30 g
	Jakobsmuscheln, ausgelöst	130 g
2 kleine Becher	Joghurt, mager	250 g
1 Becher	Joghurt (3,5 % F.)	150 g

K

	Kabeljau	130 g
	Käse, Brie (50 % F.)	30 g
1 Scheibe	Käse, Butter- (50 % F.)	30 g

1 Scheibe	Käse, Chester- (50 % F.)	25	g
	Käse, Camembert (30 %)	50	g
	Käse, Camembert (50 %)	30	g
1 Scheibe	Käse, Edamer (45 % F.)	30	g
	Käse, Edelpilz- (50 % F.)	30	g
1 Scheibe	Käse, Emmentaler (45 % F.)	30	g
	Käse, Gorgonzola (45 % F.)	30	g
1 Scheibe	Käse, Gouda (45 % F.)	30	g
	Käse, Harzer (10 % F.)	70	g
	Käse, Koch- (10 % F.)	70	g
	Käsekuchen	40	g
	Käse, Limburger (20 % F.)	50	g
	Käse, Limburger (40 % F.)	40	g
	Käse, Romadur (20 % F.)	50	g
	Käse, Roquefort	30	g
	Käse, Schmelz- (20-30 % F.)	50	g
	Käse, Schmelz- (45-60 % F.)	30	g
1 Scheibe	Käse, Tilsiter (45 % F.)	30	g
	Kakao, Milch-	100	ml
	Kalbshaxe	100	g
	Kaninchenfleisch	60	g
	Karpfenfilet	85	g
2	Kartoffeln	180	g
3 Eßlöffel	Kartoffeln, Brat-	100	g
20	Kartoffelchips	20	g
1	Kartoffelkloß, zubereitet	100	g
1	Kartoffelknödel	90	g
3 Eßlöffel	Kartoffelpüree, zubereitet	200	g

100 Kalorien = ...

1/2	Kartoffelpuffer	40	g
	Kasseler Kotelett	40	g
8	Kastanien, Maronen	50	g
3 Eßlöffel	Ketchup	90	g
	Keule, Hammel-	40	g
	Keule, Rinder-	70	g
	Keule, Schweine-	40	g
15	Kirschen	180	g
1 Gläschen	Kirschwasser	30	ml
2 mittelgroße	Kiwi	200	g
1	Kloß, gekocht	100	g
1	Kloß, roh	120	g
ca. 3 Scheiben	Knäckebrot	30	g
1	Knödel, Kartoffel-	90	g
1	Knödel, Semmel-	80	g
	Knödelpulver	30	g
	Kochkäse (10 % F.)	70	g
	Kochwurst	30	g
1	Königsberger Klops	60	g
1 Stich	Kokosfett	10	g
	Kokosnuß	30	g
5 Eßlöffel	Kondensmilch (7,5 % F.)	80	ml
4 Eßlöffel	Kondensmilch (10 % F.)	60	ml
1 Eßlöffel	Konfitüre	40	g
	Kotelett, Schwein	70	g
	Krabben, ausgelöst	110	g
5	Kräcker	20	g
2	Kroketten, fritiert	60	g

100 Kalorien = ...

L

	Lachsfilet (Salm)	50 g
2 Scheiben	Lachs, geräuchert	60 g
3 Scheiben	Lachsschinken	70 g
	Lammbrust	30 g
	Lammkeule	50 g
	Lammrücken	40 g
	Lasagne	80 g
	Leber	80 g
	Leberkäse	30 g
1	Leberknödel	40 g
	Leberpastete	30 g
	Leberwurst	20 g
2 Kaffeelöffel	Leinöl	10 ml
	Lende, Schwein	60 g
1/2 Stück	Lila Pause, Schokoriegel	
	Limburger (20 % F.)	50 g
	Limburger (40 % F.)	40 g
3 Eßlöffel	Linsen, getrocknet	30 g
1/2 Teller	Linseneintopf m. Speck	100 g
	Linzer Torte	25 g
	Lyoner Wurst	40 g

M

5	Macadamianüsse	15 g
1 großes Glas	Magermilch	280 ml
1/3	Magnum Classic, Mandel, Weiß	
1 Tasse	Maiskörner	110 g
2 Kaffeelöffel	Maiskeimöl	10 ml

100 Kalorien = ...

	Makrele, frisch	55 g
	Makrele, geräuchert	40 g
2 1/2	Makronen	25 g
	Maisstärke	30 g
4	Mandarinen	340 g
10	Mandeln	15 g
1 Stich	Margarine	15 g
1 Stich	Margarine, Diät-	15 g
	Margarine, Halbfett- (40 %)	30 g
1 Eßlöffel	Marmelade	40 g
8	Maronen (Eßkastanien)	50 g
	Mascarpone (80 % F.)	20 g
1/3	Mars Schokoriegel	
	Matjesfilet	35 g
1	Maultasche	130 g
1 Eßlöffel	Mayonnaise (50 % F.)	20 g
1 Kaffeelöffel	Mayonnaise (80 % F.)	15 g
1/5	Mc Chicken, McDonald's	35 g
1/3	Mc Croissant, McDonald's	35 g
1/3	Mc Flurry Nuts Eis, McDonald's	
1/4	Mc Rib, McDonald's	50 g
2 Eßlöffel	Mehl	30 g
1 Eßlöffel	Mett	20 g
	Mettwurst	20 g
	Miesmuscheln, ausgelöst	200 g
1 Glas	Milch (1,5 % F.)	200 ml
1 kleines Glas	Milch (3,5 % F.)	150 ml
5 Eßlöffel	Milch, Kondens- (7,5 % F.)	80 ml
4 Eßlöffel	Milch, Kondens- (10 % F.)	60 m
	Milchreis	80 g

100 Kalorien = ...

1/3	Milk Shake, McDonald's	
7	Mirabellen	160 g
2	Mon Cherie Pralinen	
1 Scheibe	Mortadella-Wurst	30 g
	Mousse au chocolat	40 g
	Mozzarella (45 % F.)	40 g
1/2 Tasse	Müsli, Früchte-	30 g
5	Müslikekse	25 g
	Munsterkäse (50 % F.)	30 g
	Muscheln, Mies-; ausgelöst	180 g

N

1/2	Nappo	
1	Negerkuß	
1/3	Nogger Choc Eis	
1/2	Nogger Eis	
	Nudeln, roh	30 g
	Nudeln, gekocht	90 g
	Nüsse	15 g
	Nußtorte	25 g

O

	Obsttorte	40 g
2/3 Teller	Ochsenschwanzsuppe	200 ml
2 Kaffeelöffel	Öl	10 ml
15	Oliven, grün	80 g
2 Kaffeelöffel	Olivenöl	10 ml
1 mittelgroße	Orange	320 g
1 Glas	Orangensaft	200 ml

100 Kalorien = ...

P

1	Pampelmuse	400	g
	Paniermehl	30	g
3	Paranüsse	15	g
1 geh. Eßlöffel	Parmesankäse, gerieben	30	g
2 mittelgroße	Pfirsiche	260	g
10	Pflaumen	220	g
	Pflaumen, getrocknet	40	g
3	Pfeffernüsse	30	g
	Pils	250	ml
	Pistazien	15	g
	Pizza, einfach	50	g
	Plockwurst	20	g
2	Pralinen	20	g
1/3 mittlere	Pommes frites, McDonald's		
1 Scheibe	Pumpernickel	50	g
	Putenfleisch	90	g

Q

Quark, mager	140	g
Quark (10 % F.)	120	g
Quark (20 % F.)	90	g
Quark (40 % F.)	60	g
Quitten	250	g

R

Rahmspinat	140	g
Ravioli mit Sauce	100	g

100 Kalorien = ...

	Rehkeule	100 g
	Reibekuchen	50 g
2 Eßlöffel	Reis, roh	30 g
5 Eßlöffel	Reis, gekocht	90 g
1 Eßlöffel	Remoulade (50 % F.)	20 g
	Ricotta (50 % F.)	60 g
1/2 Scheibe	Rinderbraten	50 g
1 Scheibe	Rinderfilet	80 g
	Rinderkeule	70 g
	Risotto, verzehrfertig	60 g
2 Scheiben	Roastbeef	50 g
	Rollmops	50 g
	Romadur (20 % F.)	50 g
	Roquefort	30 g
1/4	Rostbratwurst	30 g
	Rotbarschfilet	90 g
	Rotbarschfilet, paniert	60 g
1 Glas	Rotwein	130 ml
1 Scheibe	Rotwurst	30 g
1 doppelter	Rum	40 ml
	Rumpsteak	40 g

S

	Sachertorte	35 g
1/2 Becher	Sahne, saure	90 g
2 Eßlöffel	Sahne, Schlag- (30 % F.)	30 ml
	Sahnetorte	30 g
1 Scheibe	Salami	20 g
	Salm	50 g
15	Salzstangen	30 g

78

100 Kalorien = ...

	Sardellen, gesalzen	30 g
	Sardinen, frisch	120 g
	Sardinen in Öl	40 g
	Scampi, ausgelöst	120 g
	Schafskäse (40 % F.)	40 g
	Schellfisch, Filet	130 g
	Schichtkäse (40% F.)	70 g
	Schillerlocken	35 g
	Schinken, gekocht	75 g
1 Scheibe	Schinken, roh	25 g
2 Eßlöffel	Schlagsahne (30 % F.)	30 ml
1 Stich	Schmalz	10 g
1 Eßlöffel	Schmand (24 % F.)	40 g
	Scholle	110 g
3 - 4 Stück	Schokolade	20 g
	Schwarzwälder Kirschtorte	35 g
	Schweinefilet	100 g
	Schweinekotelett	70 g
	Schweineschnitzel	100 g
	Seelachsfilet	120 g
	Seeteufel	140 g
	Seezunge	130 g
1 Glas	Sekt	120 ml
1	Semmelknödel	80 g
	Shrimps, ausgelöst	110 g
1/3	Snickers Schokoriegel	
2 Kaffeelöffel	Sonnenblumenöl	10 ml
2	Spekulatius	20 g
	Speck	20 g
	Sprotten, Kieler	40 g

100 Kalorien = ...

2 Stück	Spritzgebäck	20 g
12 Eßlöffel	Stachelbeeren	260 g
	Steinbutt	120 g

T

2 Eßlöffel	Tatar	80 g
	Taubenfleisch	50 g
	Teewurst	20 g
	Teigwaren, roh	30 g
	Teigwaren, gekocht	90 g
	Thunfisch, Filet	45 g
	Thunfisch in Öl	30 g
1 Scheibe	Tilsiter (40 % F.)	30 g
	Tintenfisch (Calamares)	140 g
	Tiramisu	40 g
2 Scheiben	Toastbrot	40 g
4	Toffees	20 g
1 Teller	Tomatencremesuppe	280 ml
3 Eßlöffel	Tomatenketchup	90 g
25	Trauben	140 g
	Truthahnfleisch	90 g
2/3	Twix Schokoriegel	

V

2 1/2	Vanillekipferl	20 g
1 Scheibe	Vollkornbrot	50 g

100 Kalorien = ...

W

	Wachtel	90 g
4	Walnüsse	15 g
	Wassermelone	500 g
1 Glas	Wein	130 ml
1 Glas	Weinbrand	40 ml
25	Weintrauben	140 g
2 Scheiben	Weißbrot	40 g
1/4	Weißwurst	30 g
	Wildreis, roh	30 g
	Wildschweinkeule	90 g
	Whiskey	40 ml
1	Würstchen, Frankfurter	40 g
1	Würstchen, Wiener	40 g
1/4	Wurst, Weiß-	30 g

Z

	Zaziki	150 g
	Zucker	25 g
	Zuckermais, Körner	120 g
	Zunge, Rinder-	50 g
10	Zwetschgen	220 g
3	Zwieback	30 g
	Zwiebelkuchen	40 g

entnommen aus: Souci, S. W., Fachmann, W. Kraut, H., Scherz, H., Senser, F.: Die Zusammensetzung der Lebensmittel. Nährwert-Tabellen 2000, 6. Auflage, Medpharm, Stuttgart. Nestlé Deutschland AG: Kalorien mundgerecht, 11. Auflage 2000, Umschau-Verlag Frankfurt/Main.

Die Grammangaben für 100 Kalorien wurden gerundet.

Zucker-Ersatz

Süßstoffe:

Wenn Sie etwas süßen möchten, sollten Sie möglichst Süßstoff verwenden. Er hat keinen Nährwert, enthält weder Kohlenhydrate, noch liefert er Kalorien. Zu Süßstoffen zählen Saccharin, Cyclamat, Aspartam und Acesulfam. Süßstoff ist in üblichen Mengen erwiesenermaßen nicht krebserregend.

Zuckeraustauschstoffe:

Fruchtzucker (= Fruktose), Sorbit und Isomalt sind Zuckeraustauschstoffe. Zuckeraustauschstoffe werden in sogenannten Diät-Nahrungsmitteln und in Produkten für Diabetiker verwendet. Manche Diätprodukte mit Zuckeraustauschstoffen können Blähungen und Durchfall hervorrufen.

Zuckeraustauschstoffe haben fast so viele Kalorien wie Haushaltszucker. Wenn Sie Gewicht abnehmen wollen, sind Zuckeraustauschstoffe für Sie daher sehr ungünstig. Greifen Sie deshalb besser zu Nahrungsmitteln, die kalorienvermindert sind.

Zucker-Ersatz

Zucker-Austausch-stoffe	Süß-stoffe
Fruchtzucker Sorbit Isomalt	Cyclamat Saccharin Aspartam Acesulfam
Kalorien	Keine Kalorien

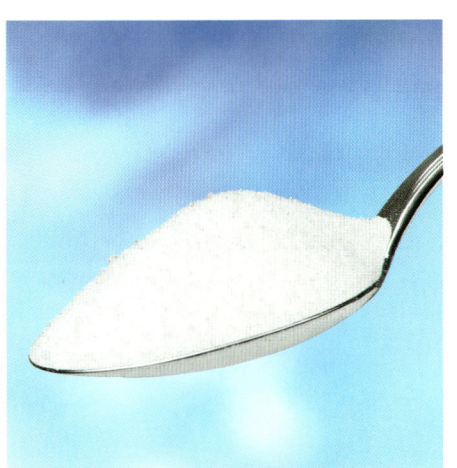
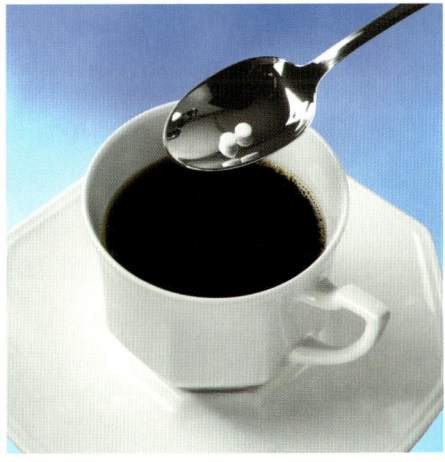

Die Kost des schlanken Typ-2-Diabetikers

Schlanke Typ-2-Diabetiker können die Wirkung des Insulins durch Gewichtsabnahme nicht mehr verbessern. Sie müssen Nahrungsmittel essen, die sie mit dem wenigen Insulin, das sie noch bilden, vertragen können.

Wenn Sie schlank sind, sollten Sie so essen, daß Sie mit Ihrem Insulin noch auskommen:

- gering verarbeitete, ballaststoffreiche Nahrungsmittel bevorzugen,

- reinen Zucker vermeiden,

- alkoholische Getränke nur in geringen Mengen (bei Behandlung mit Sulfonylharnstoffen können in Verbindung mit Alkohol Unterzuckerungen auftreten),

- Kohlenhydrate auf mehrere kleine Mahlzeiten über den Tag verteilen.

Auf den folgenden Seiten wird dargestellt, wie die Ernährung aussehen sollte, wenn Sie schlank sind.

Wenn unter dieser Ernährung der Blutzucker nicht in wenigen Wochen gesenkt werden kann, sprechen Sie unbedingt mit Ihrem Arzt; Sie brauchen sehr bald eine Behandlung mit Insulin oder blutzuckersenkenden Medikamenten.

Nahrungsmittel mit hohem Ballaststoffgehalt

Diese Nahrungsmittel enthalten viele pflanzliche Fasern und können einen günstigen Einfluß auf Ihre Blutzuckerwerte haben:

- Vollkornbrote, Naturreis, Vollkornnudeln, Ganzkorn-Müsli (anstelle von feinen Weißmehlprodukten);
- Hülsenfrüchte, rohe Möhren, Knollensellerie, Kohlarten, Sauerkraut;
- Apfel, Apfelsine, Birne, Beerenfrüchte (anstelle von Fruchtsäften oder zuckergesüßten Nachtischen).

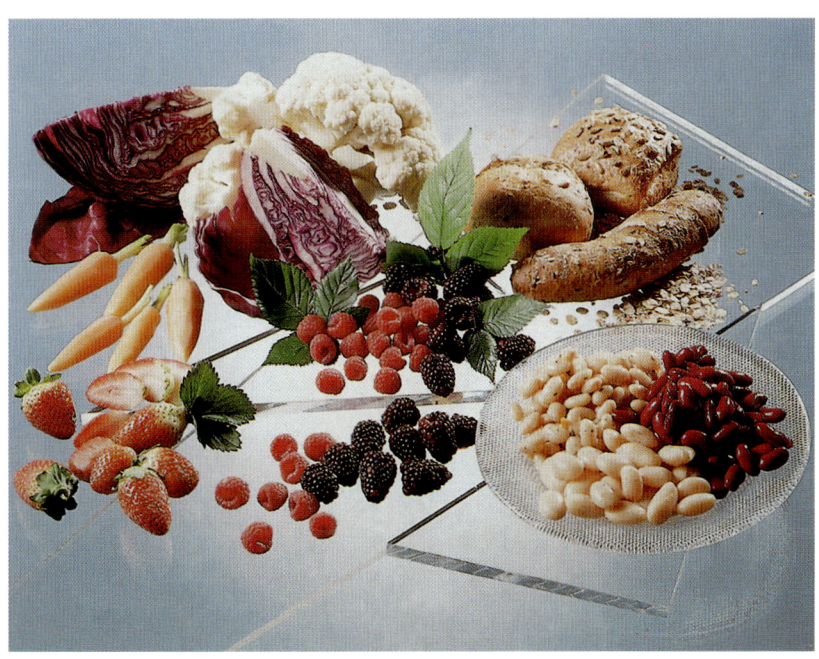

Wodurch steigt der Blutzucker an?

In den drei unteren Abbildungen rechts sehen Sie Nährstoffe, die den Blutzucker nicht erhöhen. Dies sind magere eiweißreiche, wasserreiche und fettreiche Nahrungsmittel, die Sie bereits kennen.

Im oberen Bild rechts sehen Sie Nahrungsmittel, die viele Kohlenhydrate enthalten, die sogenannten kohlenhydratreichen Nahrungsmittel, die viel Stärke und/oder Zucker enthalten. Nur kohlenhydratreiche Nahrungsmittel können den Blutzucker ansteigen lassen.

Das bedeutet aber für schlanke Patienten mit Typ-2-Diabetes nicht, daß sie Nahrungsmittel, die viele Kohlenhydrate enthalten, weglassen sollten, um gute Blutzuckerwerte zu erreichen. Ganz im Gegenteil: Sie sollten viele stärkehaltige Nahrungsmittel essen.

Es kommt aber darauf an, daß diese über den Tag verteilt werden und einen möglichst hohen Gehalt an Ballaststoffen besitzen. Auf diese Weise erreichen Sie, daß Ihr Blutzucker durch kohlenhydratreiche Nahrungsmittel nicht zu stark ansteigt.

Nährstoffe

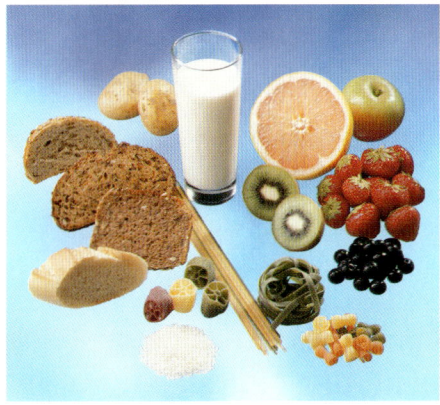

blutzucker-
erhöhend

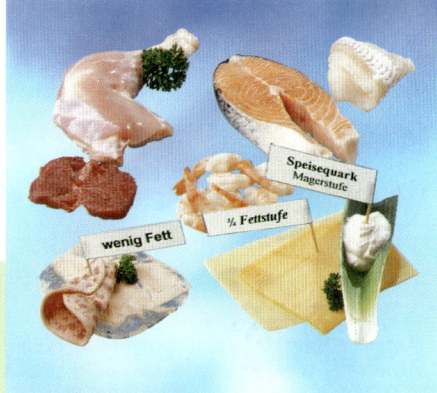

nicht
blutzucker-
erhöhend

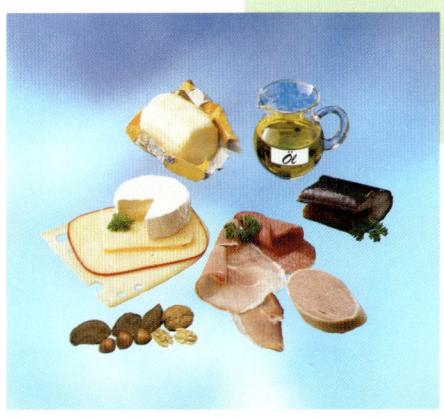

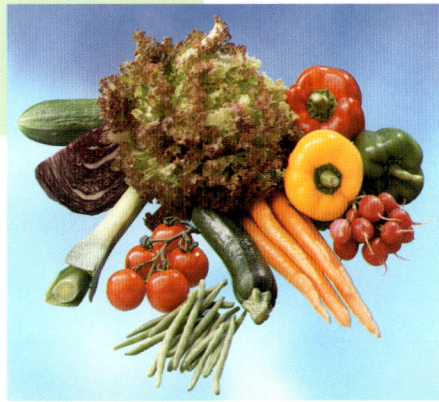

Die Unterzuckerung

Wenn der Blutzucker zu niedrig liegt, nennt man dies eine Unterzuckerung. Der Fachausdruck für eine Unterzuckerung heißt Hypoglykämie. Der Begriff setzt sich folgendermaßen zusammen:

Hypo-	**glyk-**	**ämie**
zu wenig	**Zucker**	**im Blut.**

Auf der rechten Seite sehen Sie, welche Anzeichen (Symptome) bei einer Unterzuckerung auftreten können. Die Anzeichen der Unterzuckerung müssen nicht alle gleichzeitig auftreten. Wenn Sie unsicher sind, ob Sie eine Unterzuckerung haben, messen Sie Ihren Blutzucker.

Wenn eine Unterzuckerung nicht richtig behandelt wird, bekommt das Gehirn zu wenig Zucker. Man wird verwirrt und schließlich bewußtlos.

Wenn Sie kein Insulin spritzen und keine Medikamente vom Sulfonylharnstofftyp nehmen, können keine Unterzuckerungen auftreten.

Sie brauchen vor einer Unterzuckerung keine Angst zu haben. Wenn sie rechtzeitig erkannt und behandelt wird (siehe folgende Seiten), hat eine Unterzuckerung keine schädlichen Folgen.

Anzeichen der Unterzuckerung

Man fühlt sich:
nervös
zittrig
flattrig

Man hat:
Kopfschmerzen
weiche Knie

Man bekommt:
Schweißausbruch
Heißhunger,
Herzrasen

Man ist:
unkonzentriert
blaß
aggressiv
verwirrt

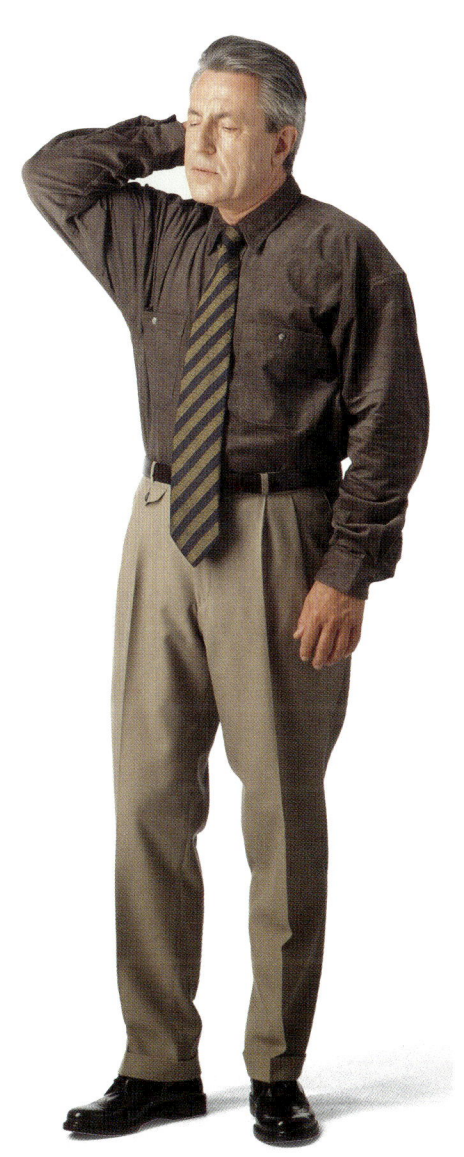

Ursachen einer Unterzuckerung

Immer wenn Sie eine Unterzuckerung hatten, müssen Sie sich fragen, woran das gelegen haben kann. Alles, was den Blutzucker senkt, kann die Ursache sein:

1. zu viele blutzuckersenkende Tabletten eingenommen;

2. zu wenig oder zu spät Kohlenhydrate gegessen; zum Beispiel anstatt der üblichen zwei Brötchen zum Abendessen nur eines gegessen;

3. außergewöhnliche körperliche Bewegung ohne die richtigen Vorsichtsmaßnahmen;

4. Alkohol in größeren Mengen.

Wenn Sie trotz gründlichen Überlegens keine Erklärung für die Unterzuckerung finden, aber dennoch mit den bisherigen Medikamenten Unterzuckerungen auftreten, müssen Sie weniger Tabletten einnehmen. Dies wird Ihr Arzt mit Ihnen festlegen.

Wie Sie eine Unterzuckerung behandeln können, erfahren Sie auf der übernächsten Seite.

Ursachen einer Unterzuckerung

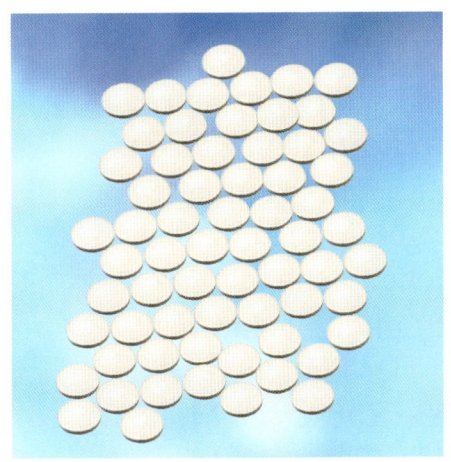

Zu viele Tabletten eingenommen

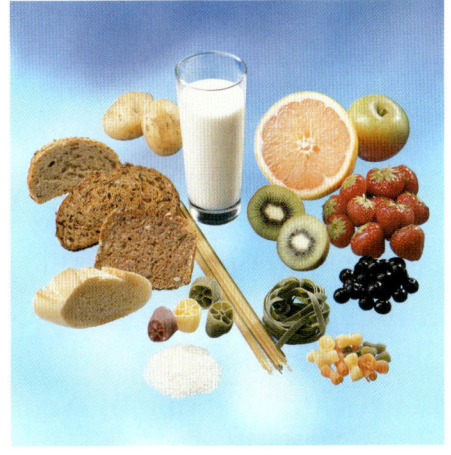

Zu wenig oder zu spät gegessen

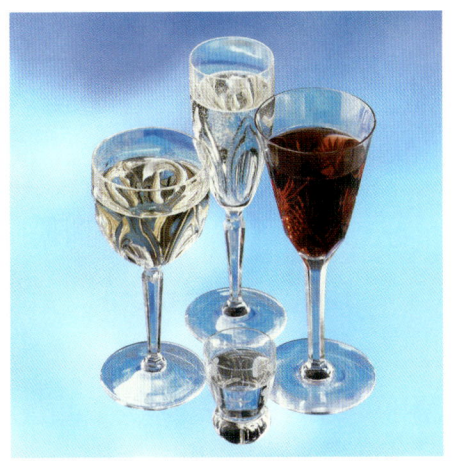

Alkohol

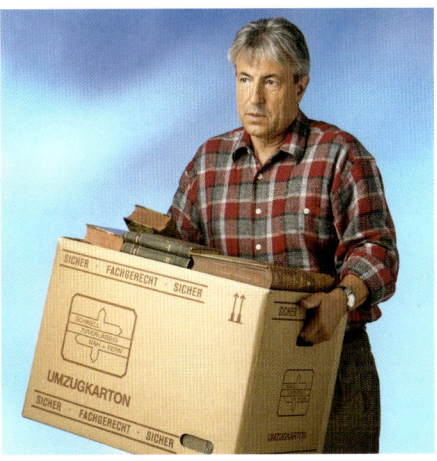

Außergewöhnliche körperliche Bewegung

Behandlung einer Unterzuckerung

Wenn Sie die ersten Zeichen einer Unterzuckerung spüren, müssen Sie diese sofort behandeln. Hoffen Sie keinesfalls darauf, daß der Blutzucker ohne Behandlung wieder ansteigt.

Trinken Sie bei einer Unterzuckerung sofort ein Fruchtsaftgetränk (0,2 Liter mit normalem Zucker, keine Diätgetränke). Fruchtsaftgetränke enthalten viel Traubenzucker. Auch Colagetränke helfen bei einer Unterzuckerung, aber nicht solche mit Süßstoffen (sogenannte Light-Getränke). Sie können eine Unterzuckerung auch mit vier Plättchen Traubenzucker behandeln. Wenn Sie Zucker im Mund zergehen lassen, erhöht dies den Blutzucker nicht so rasch wie ein zuckerhaltiges Getränk, denn der Blutzucker kann erst ansteigen, wenn der gelöste Traubenzucker im Dünndarm vom Blut aufgenommen wird. Auf die Schnelligkeit kommt es an, denn Sie wollen die Unterzuckerung rasch beheben. Wenn Sie nachts eine Unterzuckerung hatten, sollten Sie zusätzlich zu dem Fruchtsaftgetränk oder Traubenzucker noch zwei Scheiben Weißbrot oder eine Scheibe Brot essen, damit der Blutzucker nicht wieder absinkt.

Wenn Sie mit Medikamenten vom Typ der Sulfonylharnstoffe behandelt werden, müssen Sie immer Traubenzucker dabei haben, damit Sie eine Unterzuckerung sofort behandeln können.

Behandlung einer Unterzuckerung

**Fruchtsaftgetränk
mit Zuckerzusatz**

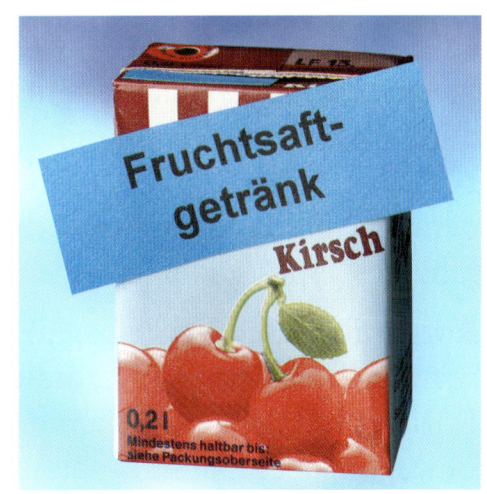

Traubenzucker

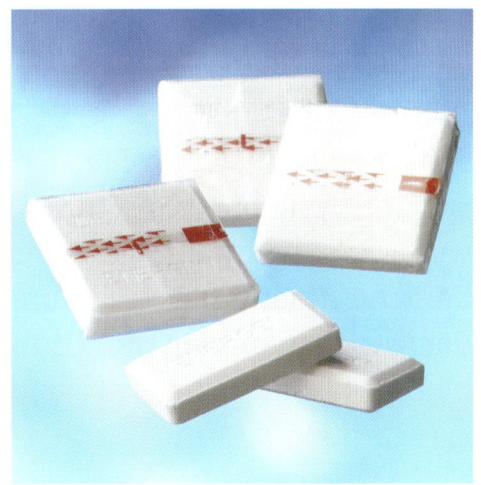

Körperliche Bewegung

Der Mangel an körperlicher Bewegung hat in den letzten Jahrzehnten dazu beigetragen, daß immer mehr Menschen an Typ-2-Diabetes erkranken. Frühere Generationen haben im Beruf und zu Hause körperlich viel mehr arbeiten müssen, als das heutzutage üblich ist. Zusammen mit der Vermeidung von Übergewicht sind daher die regelmäßige körperliche Betätigung und der Sport die entscheidenden Maßnahmen zur Vorbeugung und Behandlung des Typ-2-Diabetes.

Körperliche Bewegung begünstigt die Gewichtsabnahme, da der Energieverbrauch gesteigert wird. Darüber hinaus verarbeiten die Muskelzellen bei Bewegung viel mehr Traubenzucker aus dem Blut als in Ruhe; dadurch fällt der Blutzuckerspiegel ab. Unter körperlicher Bewegung wird auch die Wirkung des Insulins verbessert: Traubenzucker kann leichter in die Muskelzellen hinein, um dort verbrannt zu werden.

Entscheidend ist, daß Sie sich eine körperliche Bewegung aussuchen, die Ihnen Freude bereitet. Nur wenn Sie Spaß daran gewinnen, werden Sie die körperliche Betätigung auch durchhalten. Bezüglich der Wirksamkeit auf den Blutzucker ist hierbei keine Sportart unbedingt der anderen vorzuziehen.

Körperliche Bewegung

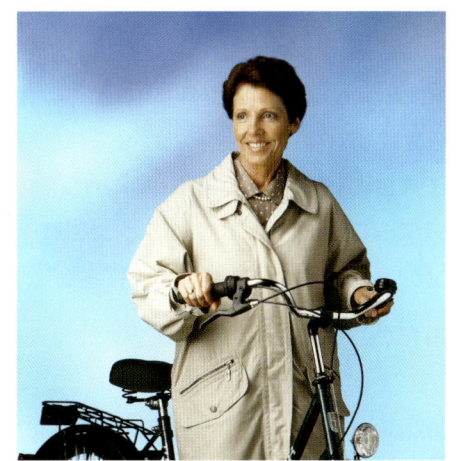

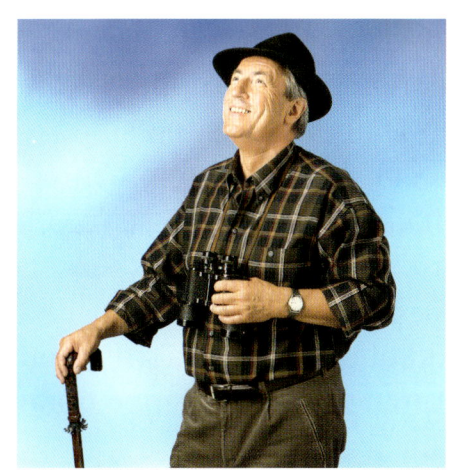

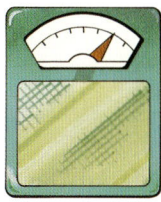

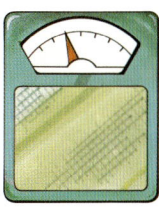

Kann zuviel Sport gefährlich sein?

Die allmähliche Steigerung der körperlichen Aktivität ist in jedem Lebensalter grundsätzlich gesund. Allerdings kann es bei bestimmten Erkrankungen des Herz-Kreislauf-Systems notwendig sein, sich zumindest zeitweise möglichst wenig anzustrengen. In einigen Städten gibt es spezielle Sportgruppen für Patienten mit zusätzlichen Herz-Kreislauf-Erkrankungen.

Sprechen Sie unbedingt mit Ihrem Arzt, bevor Sie sich dazu entschließen, körperlich aktiver zu werden. Wichtig ist, daß man den untrainierten Körper nicht mit plötzlichen Anstrengungen überfordert. Es kommt nicht darauf an, daß Sie von sich Höchstleistungen abverlangen. Viel gesünder ist es, sich weniger angestrengt, dafür aber ausdauernder zu bewegen. Sport macht viel mehr Spaß, wenn man ihn zusammen mit anderen in der Gruppe betreibt. Wenn Sie (bis auf Ihren Diabetes) gesund sind, können Sie wie jeder andere einem Sportverein beitreten. Es muß aber auch nicht immer Sport sein: Gartenarbeit kann bei der Senkung Ihres Blutzuckers ebenso helfen wie Wandern, Tanzen oder Gymnastik. Erledigen Sie Ihre Einkäufe mit dem Rad. Fahren Sie weniger Auto, Aufzug und Rolltreppe und wandern Sie mal wieder am Wochenende.

Blutzuckersenkende Medikamente

Zu der Frage, ob und welche Medikamente bei Typ-2-Diabetes eingesetzt werden können, wurde in England 1998 eine große Studie beendet, die über 4000 jüngere Patienten mit Typ-2-Diabetes bis zu 15 Jahre beobachtete. Alle Patienten erhielten zunächst eine Schulung zur Gewichtsabnahme. Diese war sehr erfolgreich, denn der durchschnittliche Gewichtsverlust von 3,7 kg pro Patient führte zu einer deutlichen Verbesserung der Blutzuckerwerte. Erste Behandlungsmaßnahme bei übergewichtigen Patienten mit Typ-2-Diabetes sollte deshalb immer Gewichtsabnahme sein.

Die Studie ergab eindeutig, daß sich durch bessere Blutzuckerwerte diabetesbedingte Folgeschäden an Augen, Nieren und Nerven vermindern lassen. Hieraus läßt sich folgern, daß der Blutzucker bei jüngeren Patienten mit Typ-2-Diabetes sehr gut eingestellt sein sollte.

Womit ist die Behandlung durchzuführen, wenn durch Gewichtsabnahme der Blutzucker nicht ausreichend verbessert wird? Glibenclamid (ein Sulfonylharnstoff, siehe übernächste Seite) und Insulin zeigten bei schlankeren Patienten gleich gute Ergebnisse. Bei übergewichtigen Patienten war Metformin (ein Biguanid, siehe nächste Seite) als erste Behandlung günstiger.

Metformin

Dieses Medikament gehört zur Gruppe der Biguanide. Es verbessert die Wirkung des Insulins und senkt so den Blutzucker bei Typ-2-Diabetes. Die auf der vorigen Seite bereits beschriebene Studie (UKPDS - United Kingdom Prospective Diabetes Study) untersuchte Metformin bei übergewichtigen Patienten. Unter Metformin traten weniger Folgeschäden durch den Diabetes auf und die Zahl der Todesfälle war im Verlauf der 15 Jahre niedriger als in der Gruppe der Patienten mit höheren Blutzuckerwerten. Metformin kann folglich bei übergewichtigen Typ-2-Diabetikern, wenn Gewichtsabnahme nicht ausreicht, eingesetzt werden.

Die Verschreibung von Metformin ist erheblich eingeschränkt: bei Erkrankungen der Leber, der Niere und vielen anderen Krankheiten darf es nicht angewendet werden.

In Kombination mit Sulfonylharnstoffen ergab dieses Medikament in dieser Studie bei Typ-2-Diabetikern allerdings eine erhöhte Zahl von Todesfällen. Bis weitere Studien hierzu vorliegen, sollte Metformin unter strikter Einhaltung der Gegenanzeigen nur bei jüngeren, übergewichtigen Typ-2-Diabetikern eingesetzt werden.

Sulfonylharnstoffe

Sie können aus der Bauchspeicheldrüse Insulin freisetzen. Diese Medikamente wirken nur, wenn der Körper noch Insulin bildet. Sulfonylharnstoffe (wie Glibenclamid) setzen Insulin aber nicht nur frei, wenn der Blutzucker nach dem Essen ansteigt, sondern sie steigern den Insulinspiegel im Blut auch zwischen den Mahlzeiten. Dadurch können Unterzuckerungen auftreten. In der bereits genannten Studie wurde Glibenclamid erfolgreich geprüft. Es kann - manchmal über mehrere Jahre - helfen, bessere Blutzuckerwerte zu erreichen und so Folgeschäden des Diabetes zu vermindern. Mit drei Tabletten Glibenclamid am Tag ist im allgemeinen die höchste Menge in der Anwendung dieses blutzuckersenkenden Medikamentes erreicht.

Für neuere Medikamente dieser Gruppe gibt es noch keine Langzeitstudien. Glimepirid wirkt wie Glibenclamid sehr lang. Repaglinid und Nateglinid wirken sehr rasch und werden vor den Mahlzeiten eingenommen. Nach Einnahme letztgenannter Medikamente müssen Sie unbedingt blutzuckererhöhende Nahrungsmittel essen, weil sonst die Gefahr einer Unterzuckerung besteht.

Wenn Sulfonylharnstoffe den Blutzucker nicht mehr ausreichend senken, sollten Sie nicht zögern, mit der Insulinbehandlung zu beginnen.

Hemmung des Zucker-Abbaus im Darm

Acarbose und das sehr ähnlich wirkende Miglitol stören die vollständige Verdauung der Kohlenhydrate zu einzelnen Traubenzuckerbausteinen. So gelangt Glukose weniger rasch vom Darm ins Blut. Allerdings wird der nicht verdaute Zucker von den Darmbakterien zersetzt, was häufig zu Blähungen und Durchfall führt.

Auch die Wirkung von Acarbose wurde im Rahmen der großen englischen Studie untersucht. Die Wirkung auf den Blutzucker war gering, aber die Hälfte aller Patienten hatte die Behandlung wegen Nebenwirkungen abgebrochen.

Wird Acarbose oder Miglitol zusammen mit Sulfonylharnstoffen (oder bei Behandlung mit Insulin) eingenommen, können Unterzuckerungen nur noch mit reinem Traubenzucker wirkungsvoll behandelt werden, also nicht mehr mit Haushaltszucker oder kohlenhydrathaltigen Speisen, weil deren Abbau zu Traubenzucker durch die Medikamente verzögert wird.

Verstärker der Insulinwirkung

Thiazolidine (auch Glitazone genannt) senken den Blutzuckerspiegel, ohne Insulin freizusetzen, indem sie die Wirkung des Insulins verbessern.

In Deutschland wurde als erstes Medikament dieser Art Rosiglitazon (Avandia) eingeführt. Ein weiterer Vertreter dieser Gruppe, Pioglitazon (Actos), ist ebenfalls bereits eingeführt. Glitazone bewirken eine Zunahme des Körpergewichts, vor allem, weil vermehrt Unterhautfettgewebe gebildet wird. Es wurden bei Herzkranken erhebliche Nebenwirkungen beschrieben, deshalb sollten Herzkranke diese Mittel nicht erhalten.

In sehr seltenen Fällen waren unter Troglitazon, einem anderen Glitazon, Fälle von schwerem Leberversagen aufgetreten. Deshalb wurde dieses Medikament zurückgezogen. Glitazone senken den Blutzuckerspiegel. Langzeitstudien, die einen Nutzen dieser Medikamente zeigen, liegen bisher nicht vor.

Bei Kombination mit Sulfonylharnstoffen ist es möglich, daß die Dosis vermindert werden muß, um Unterzuckerungen zu vermeiden. Es ist sehr zu begrüßen, wenn neue, wirksame Medikamente zur besseren Behandlung des Diabetes erprobt werden. Allerdings sollte in großen Untersuchungen ausreichend Erfahrung gewonnen werden, damit die Präparate nicht durch Nebenwirkungen die Patienten gefährden.

Umstellen auf Insulin

Trotz aller Sorgfalt mit der Ernährung, der körperlichen Betätigung und gegebenenfalls Behandlung mit blutzuckersenkenden Medikamenten kommt es doch im Laufe der Jahre zur Erschöpfung der Insulinbildung in der Bauchspeicheldrüse. Die Blutzuckerwerte steigen an. Eine Insulinbehandlung sollte rechtzeitig begonnen werden.

Jüngere Diabetiker müssen zur Vorbeugung von Folgeschäden Insulin spritzen, auch wenn keine Anzeichen durch erhöhte Blutzuckerwerte bemerkbar sind. Bei älteren Diabetikern kommt es im wesentlichen darauf an, daß sie sich wohlfühlen, auch wenn die Blutzuckerwerte etwas erhöht sind. Treten aber Zeichen wie vermehrtes Wasserlassen, Durst, Neigung zu Infektionen oder Abgeschlagenheit auf, ist auch im Alter die Insulinbehandlung notwendig.

Auch die Grundlagen der Behandlung mit Insulin sollten Sie in einem Schulungskurs erlernen. Von großer Bedeutung ist, daß bei Insulinbehandlung die kohlenhydrathaltigen Nahrungsmittel, die den Blutzucker erhöhen, auf die Insulinbehandlung abgestimmt werden. Sie lernen im Kurs, diese Nahrungsmittel entsprechend ihrem Kohlenhydratgehalt abzuschätzen. Dabei helfen Ihnen die Austauscheinheiten (KE = Kohlenhydrateinheiten, früher BE oder KHE genannt).

Umstellen auf Insulin

Wenn Insulin notwendig wird, gibt es zwei verschiedene Behandlungsformen: Entweder spritzen Sie zunächst nur vor den Hauptmahlzeiten rasch wirkendes Insulin oder Sie spritzen ein- bis zweimal täglich länger wirkendes Insulin.

Beide Formen der Insulinbehandlung haben ihre Vorteile: bei der Behandlung mit rasch wirkendem Insulin können Sie Zeitpunkt und Größe der Mahlzeit recht frei wählen. Bei der Behandlung mit länger wirkendem Insulin spritzen Sie seltener.

Wenn bei Ihnen eine Insulinbehandlung nötig wird, sollten Sie sich genau über beide Behandlungsformen informieren, bevor Sie den entsprechenden Schulungskurs bei Ihrem Arzt besuchen. Für die Schulung zur Insulinbehandlung brauchen Sie nicht stationär ins Krankenhaus, denn die Programme werden in vielen Arztpraxen durchgeführt und von der Mehrzahl der Krankenkassen gefördert. Auf der 4. Umschlagseite sehen Sie die Patientenbücher zu den beiden Behandlungsformen:

Vor dem Essen Insulin
und
Mit Insulin geht es mir wieder besser
sind beide ebenfalls im Verlag Kirchheim, Mainz, erschienen.

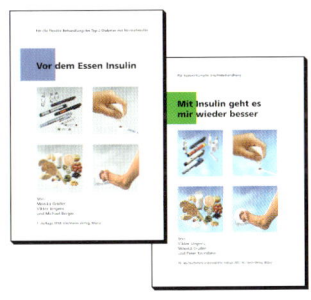

Folgeschäden durch den Diabetes

Wenn die Blutzuckerwerte über Jahre erhöht sind, kann dies zu Folgeschäden vor allem an den kleinen Blutgefäßen und den Nerven führen. Die Folgeschäden bestehen in einer Durchblutungsstörung der kleinsten Gefäße (diabetische Mikroangiopathie). Das Ausmaß der Schädigung dieser Blutgefäße kann der Arzt beurteilen, indem er sich den Augenhintergrund mit dem Augenspiegel ansieht.

Eine Schädigung der Augen durch den Diabetes nennt man diabetische Retinopathie.

Die Nieren können durch über eine lange Zeit erhöhte Blutzuckerwerte ebenfalls geschädigt werden. Der Fachbegriff für eine solche Schädigung heißt diabetische Nephropathie. Im Verlauf dieser Nierenschädigung kann ein hoher Blutdruck auftreten.

Auch die Nerven können durch zu hohe Blutzuckerwerte geschädigt werden. Das Schmerz- und Temperaturempfinden an den Füßen läßt nach. Eine Schädigung der fühlenden Nerven durch den Diabetes wird diabetische Neuropathie genannt.

Folgeschäden des Diabetes

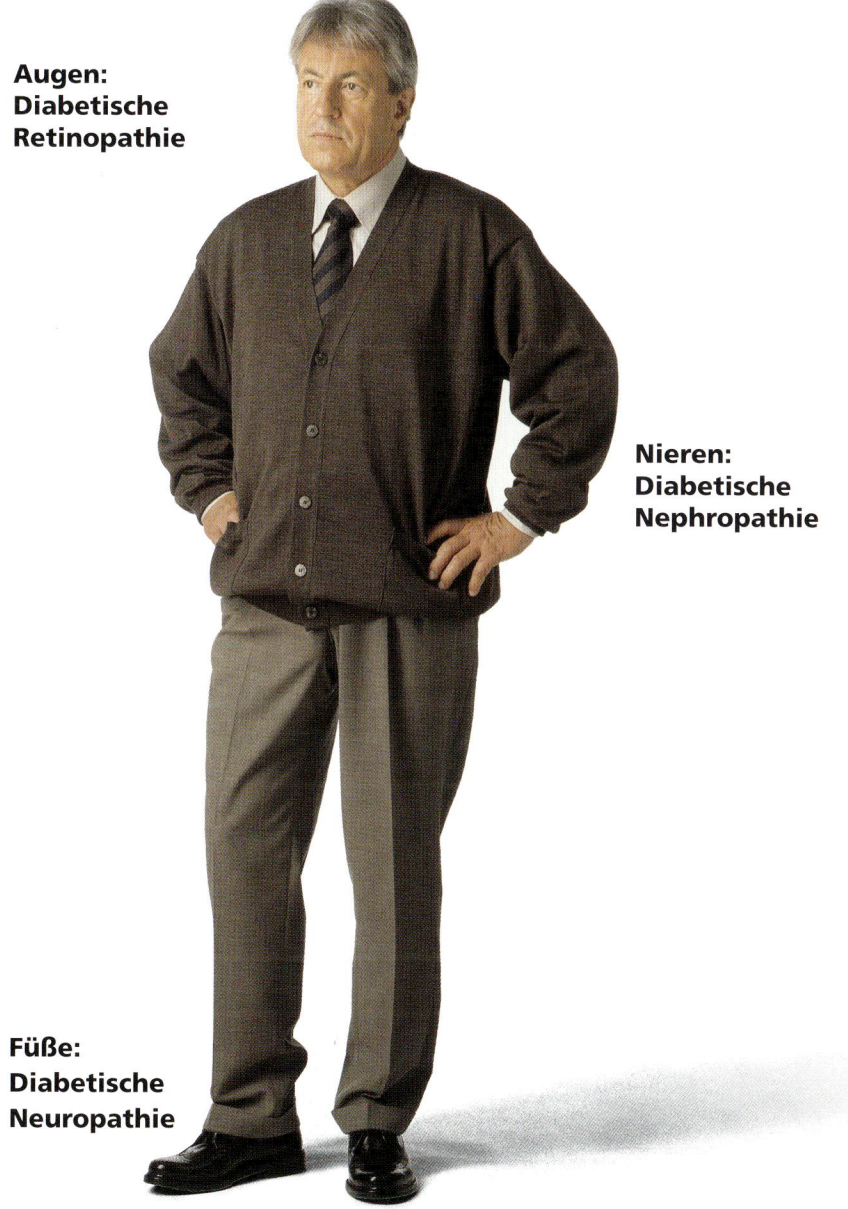

Augen:
Diabetische
Retinopathie

Nieren:
Diabetische
Nephropathie

Füße:
Diabetische
Neuropathie

Retinopathie = Netzhautschädigung

Besonders schwerwiegend wirken sich die diabetesbedingten Folgeschäden am Auge aus. Wenn der
Blutzucker lange Zeit erhöht war, können Durchblutungsstörungen und Blutungen in der Netzhaut
auftreten. Beginnende diabetesbedingte Folgeschäden an der Netzhaut verursachen noch keine spür-
baren Beschwerden. Durch fortgeschrittene Veränderungen bei erhöhten Blutzuckerwerten können
aber Sehstörungen und im schlimmsten Fall eine
Erblindung verursacht werden.

Um Veränderungen des Augenhintergrundes rechtzeitig zu erkennen, sollte Ihr Augenarzt einmal jährlich (bei bestehenden Augenschäden auch häufiger)
die Netzhaut untersuchen. Denn einige dieser Folgeschäden kann man sehr gut mit Laseranwendun-
gen behandeln und so eine weitere Verschlechterung des Sehens aufhalten.

Patienten mit Diabetes bekommen häufiger eine
Trübung der Augenlinse (grauer Star). Erstes Zeichen ist oft ein Schimmer über allem, was man
sieht. Häufiger Grund für Kopfschmerzen und Sehstörungen in höherem Lebensalter ist das Glaukom
(grüner Star, hoher Augeninnendruck). Fragen Sie
Ihren Augenarzt danach.

Diabetische Neuropathie = Nervenschädigung

Auch die Nerven können als Folge des Diabetes geschädigt werden. Das Schmerz- und Temperaturempfinden an den Füßen läßt nach. Die Füße eines Diabetikers, der an einer diabetesbedingten Nervenschädigung leidet, sind in zweifacher Hinsicht gefährdet:

Druckstellen im Schuh oder Fußverletzungen werden nicht rechtzeitig gespürt;

bereits eingetretene Verletzungen heilen schlecht.

Ihr Hausarzt kann mit verschiedenen Untersuchungen feststellen, ob bei Ihnen eine diabetesbedingte Nervenschädigung besteht: Mit einer speziellen medizinischen Stimmgabel wird das Vibrationsempfinden am Fuß überprüft. Mit Hilfe eines Nylonfadens (Monofilament) erfolgt eine Untersuchung des Berührungssinns und mit einem Metall-Kunststoff-Stift wird das Temperaturempfinden überprüft.

Falls Sie bereits eine Nervenschädigung durch den Diabetes an den Füßen haben, gelten für Sie die auf den nächsten Seiten folgenden Regeln für die Fußpflege.

Fußpflege: bitte so!

Verwenden Sie zum Kürzen der Fußnägel Nagelfeilen. Starke Verhornung der Haut sollten Sie mit den rechts abgebildeten Hornhautfeilen beseitigen. Auch ein Bimsstein eignet sich hierzu. Um Verletzungen rechtzeitig zu bemerken, sollten Sie (oder Angehörige) täglich Ihre Füße anschauen. Die Fußsohle können Sie, wie rechts dargestellt, mit einem Spiegel ansehen.

Waschen Sie Ihre Füße täglich, aber prüfen Sie die Badewassertemperatur mit einem Thermometer. Nach dem Waschen sollten Sie die Füße gründlich abtrocknen, auch zwischen den Zehen. Wenn Sie unter spröder, trockener Haut leiden, können Sie anschließend entweder eine harnstoffhaltige Creme oder eine Fettcreme verwenden. Wegen der Gefahr von Fußpilz sollten Sie nicht zwischen den Zehen cremen. Falls Sie unter kalten Füßen leiden, können Sie Bettsocken tragen oder Fußgymnastik durchführen (weiter hinten im Buch finden Sie Beispiele für eine Fußgymnastik).

Die beiden unteren Bilder rechts zeigen Spezialschuhe für Patienten mit ausgeprägter diabetischer Nervenstörung. Diese Schuhe werden mit sehr weicher Innensohle gefertigt und haben innen keine Nähte, die drücken könnten.

Fußpflege: bitte so!

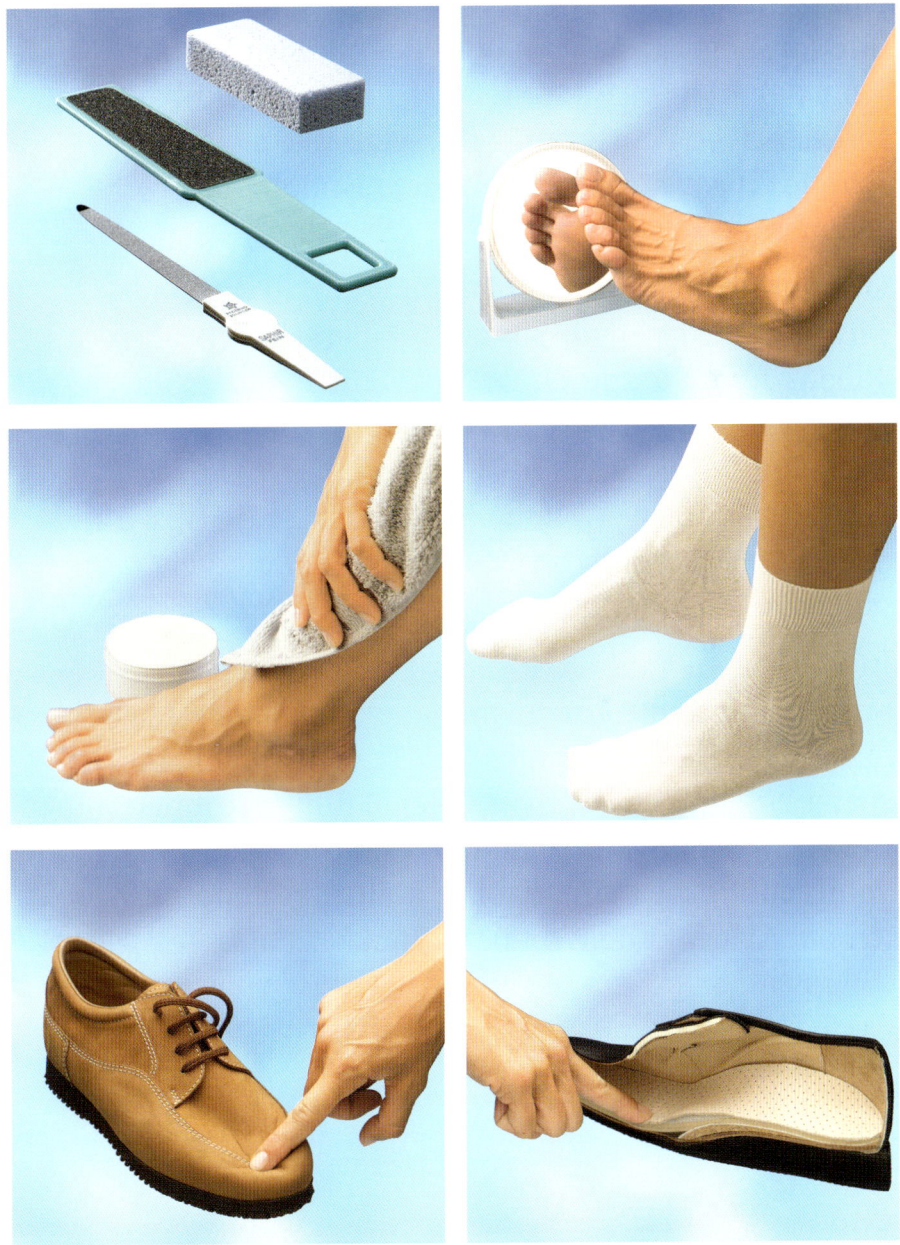

Fußpflege: so nicht!

Bei bestehender Nervenschädigung durch den Diabetes sollten Sie keine Scheren, Hornhauthobel oder andere schneidende Werkzeuge benutzen, um Ihre Fußnägel zu kürzen oder übermäßige Verhornung der Haut zu entfernen. Laufen Sie nicht barfuß, denn Sie bemerken nicht, wenn Sie sich durch scharfe Gegenstände, die auf dem Boden liegen, verletzen.

Steigen Sie nicht mit den Füßen voran in das Badewasser, ohne es zuvor auf die Temperatur geprüft zu haben, denn Sie spüren zu große Hitze oder Kälte nicht. Wenn Sie unter kalten Füßen leiden, sollten Sie keine Wärmflaschen, Heizkissen oder Heizdecken benutzen. Weil die Empfindung für Hitze an den Füßen herabgesetzt ist, spüren Sie eine Verbrennung nicht rechtzeitig.

Auf den beiden unteren Bildern sind sehr enge Schuhe mit sehr hartem Oberleder abgebildet: Hierdurch können Druckstellen am Fuß entstehen, die später zu einem Geschwür (Ulcus) führen können. Bevor Sie Schuhe anziehen, sollten Sie diese innen auf Fremdkörper, vorstehende Nähte, störende Falten oder Unebenheiten überprüfen.

Fußpflege: so nicht!

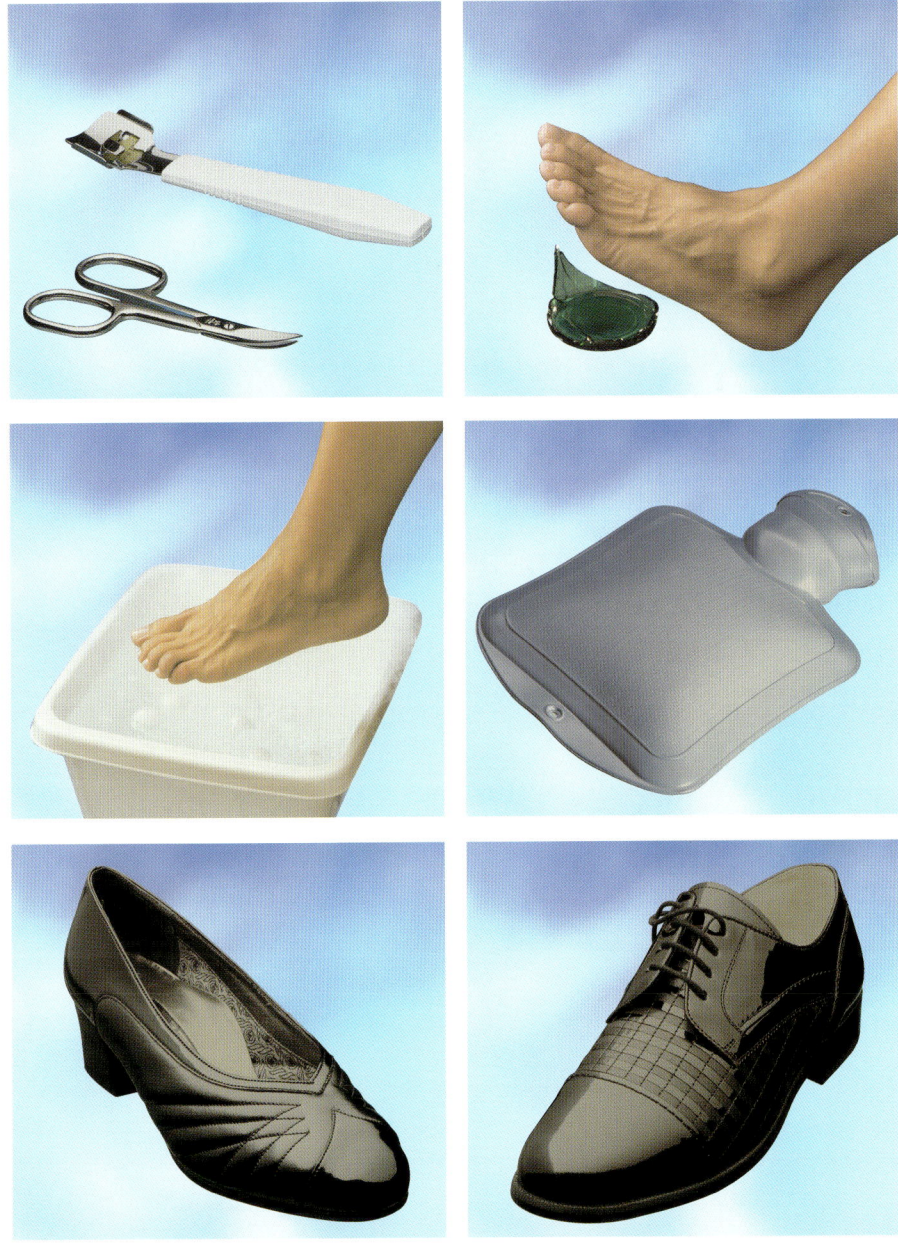

Bei Fußverletzungen

Zögern Sie nie, selbst wegen kleiner Verletzungen an den Füßen Ihren Arzt aufzusuchen. Bei Nervenschädigung durch den Diabetes können auch kleine Verletzungen an den Füßen ernste Folgen haben.

Deshalb sollten Sie nicht abwarten, daß Wunden an den Füßen von allein heilen, denn jeder Tag zu spät kann gefährlich sein.

Falls eine Wunde am Fuß schlecht heilt, muß dieser Fuß völlig entlastet werden.

Dazu ist nicht unbedingt Bettruhe nötig. Spezialisten können Teilfuß-Entlastungsschuhe anpassen, die den Bereich des Geschwürs am Fuß von jeder Belastung freihalten.

Bei fachgerechter und rechtzeitiger Behandlung können Geschwüre an den Füßen, die durch eine diabetesbedingte Nervenschädigung entstanden sind, sehr gut behandelt werden. Viele Amputationen erfolgen immer noch wegen nicht rechtzeitig durchgeführter Behandlung.

Bei Fußverletzungen

Mit Wunden
an den Füßen:
zum Arzt!

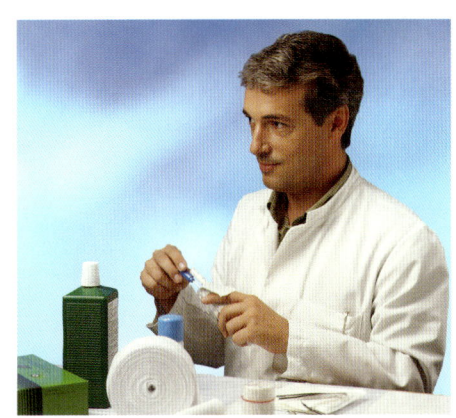

Jeder Tag
zu spät
kann gefährlich
sein!

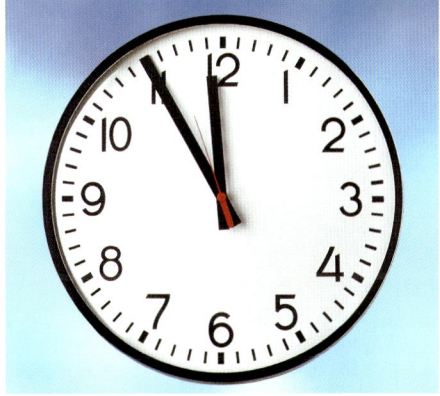

Schlecht heilende Wunden
an den Füßen:
völlige Entlastung!

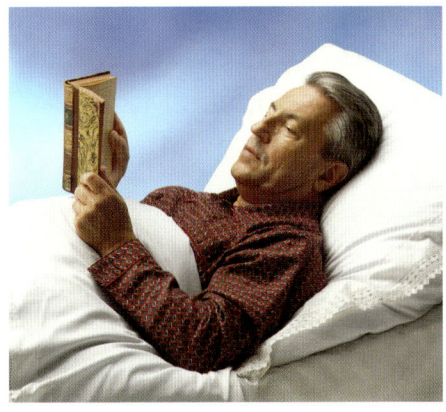

Fußgymnastik

Ausgangsstellung:
Sie sitzen aufrecht auf
einem Stuhl (den
Rücken nicht anleh-
nen).

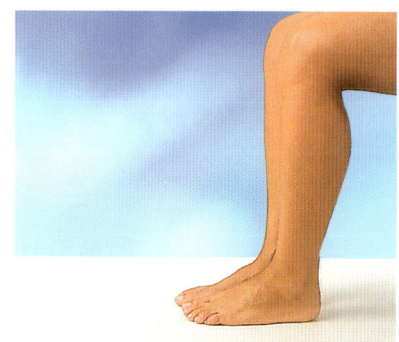

Übung 1 (10mal)
1. Die Zehen beider
   Füße auf dem Boden
   krallen und
2. wieder strecken.

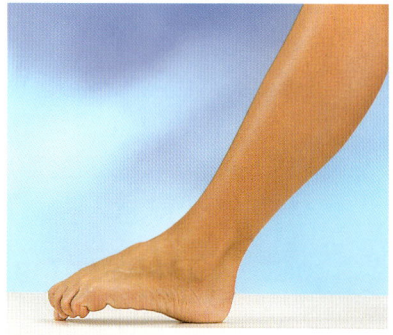

Übung 2 (10mal)
1. Vorfüße anheben,
   Fersen bleiben auf
   dem Boden.
2. Vorfüße aufsetzen,
   Fersen anheben und
   wieder absetzen.

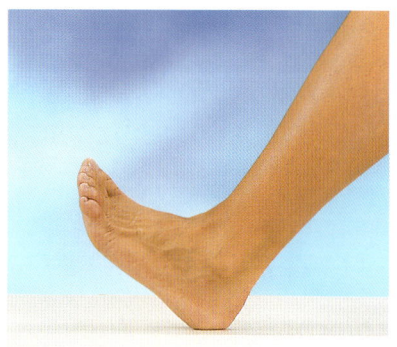

Fußgymnastik

Übung 3 (10mal)
1. Vorfüße anheben.
2. Füße im Sprung-
   gelenk nach außen
   drehen.
3. Füße auf den Boden
4. und zur Mitte.

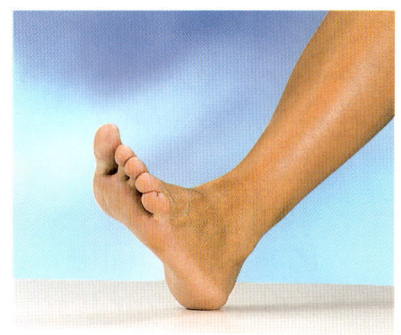

Übung 4 (10mal)
1. Fersen anheben.
2. Fersen nach außen
   drehen.
3. Fersen aufsetzen
4. und zur Mitte.

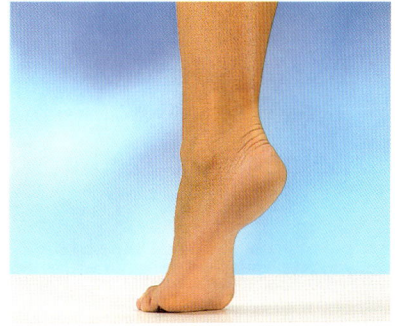

*Übung 5 (je Bein
10mal)*
1. Ein Knie anheben.
2. Bein strecken.
3. Fuß strecken.
4. Fuß wieder aufsetzen,
   abwechselnd
   links/rechts.

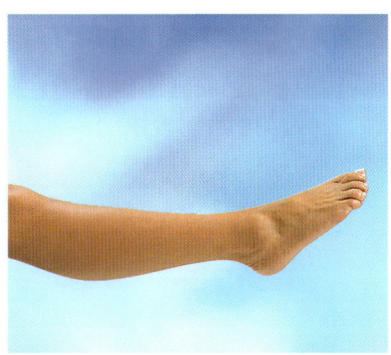

Fußgymnastik

Übung 6 (je Bein 10mal)
Aus der Ausgangsstel-
lung (siehe vorletzte
Seite)
1. Bein gestreckt
   in der Luft halten.
2. Fußspitze zur Nase
   zeigen lassen.

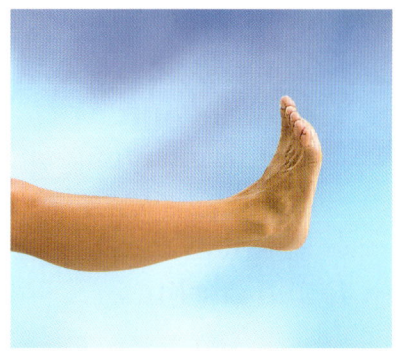

Übung 7 (10mal)
Wie die vorige Übung -
diesmal mit beiden
Beinen gleichzeitig.

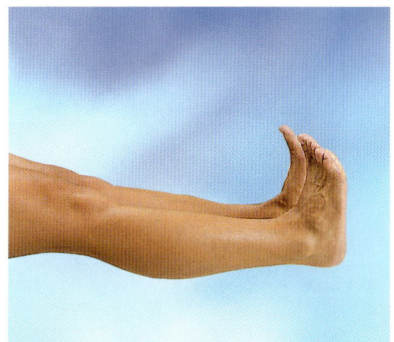

Übung 8 (10mal)
1. Beide Beine gestreckt
   in der Luft halten.
2. Füße im Sprunggelenk
   strecken und beugen.

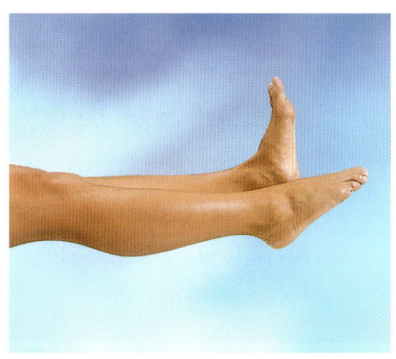

Fußgymnastik

Übung 9 (je Bein 10mal)
1. Bein gestreckt anheben.
2. Fuß im Sprunggelenk kreisen lassen.
3. Mit dem Fuß Zahlen in die Luft schreiben.

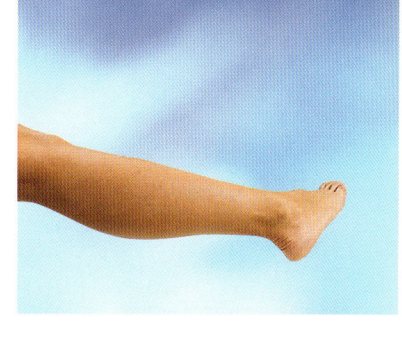

Übung 10 (einmal)
Eine Zeitungsseite mit bloßen Füßen zu einem festen Ball knüllen. Dann wieder glattstreichen und mit den Füßen zerreißen.

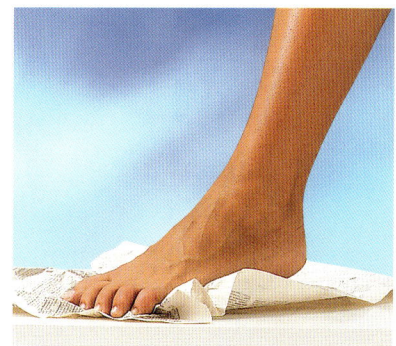

Aufräumen:
Schnipsel mit den Füßen auf eine zweite Zeitungsseite legen. Alles mit den Füßen zu einem Ball zusammenpacken.

Nierenschädigung durch den Diabetes

Eine Nierenschädigung durch den Diabetes nennt man diabetische Nephropathie. Bester Schutz vor einer Nierenschädigung ist eine gute Einstellung des Diabetes, denn die für den Diabetes typische Nierenschädigung entsteht durch über lange Zeit erhöhte Blutzuckerwerte.

Der Arzt kann als sehr frühes Anzeichen einer Nierenschädigung eine erhöhte Eiweißausscheidung im Urin (Mikroalbuminurie) erkennen. Erst wesentlich später kommt es zu einer Erhöhung des Serum-Kreatinins. Dies ist ein Wert, den Ihr Arzt im Blut bestimmt, der anzeigt, daß die Nieren nicht mehr ausreichend arbeiten. Falls bei Ihnen eine diabetesbedingte Nierenschädigung besteht, kann eine Röntgenuntersuchung mit Kontrastmitteln schädlich sein.

Im Verlauf der Nierenschädigung kann sich ein erhöhter Blutdruck (Hypertonie) entwickeln. Gute Behandlung eines erhöhten Blutdrucks kann ein Fortschreiten der Nierenschädigung aufhalten. Auch eine gute Diabeteseinstellung ist unverzichtbar, um eine weitere Schädigung der Nieren zu verhindern.

Bluthochdruck

Das Herz pumpt das Blut durch die Blutgefäße, indem es sich zirka 70mal pro Minute zusammenzieht und wieder erschlafft. Das Pumpen des Herzens können Sie über manchen Adern als Puls fühlen (zum Beispiel an der Innenseite des Handgelenks). Beim Zusammenziehen des Herzmuskels entsteht in den Schlagadern (Arterien) der obere Blutdruckwert (systolischer Blutdruck genannt). Wenn sich der Herzmuskel wieder entspannt, entsteht der untere Blutdruckwert (diastolischer Blutdruck). Bei Patienten mit Diabetes sollte der Blutdruck unter 130/80 mm Hg (mm Quecksilbersäule, Maßeinheit des Blutdrucks) liegen. Erhöht ist der Blutdruck bereits, wenn einer der beiden Werte überschritten ist. Eine Hypertonie besteht, wenn durch mehrere Messungen an verschiedenen Tagen zu hohe Blutdruckwerte ermittelt wurden.

Hypertonie kommt bei Typ-2-Diabetikern aber auch ohne bestehende Nierenschädigung sehr häufig vor. Diese Form des erhöhten Blutdrucks nennt man essentielle Hypertonie. Bleibt eine Hypertonie über Jahre unbehandelt, kommt es zu Schäden am Herzen und an den Schlagadern: zu Herzversagen, Herzinfarkt, Schlaganfällen, Gefäßverschlüssen und Nierenversagen. Deshalb muß Bluthochdruck gut behandelt werden.

Studie zur Hypertonie bei Typ-2-Diabetes

In Großbritannien wurde bei über 1000 Patienten mit Typ-2-Diabetes und Bluthochdruck untersucht, welchen Erfolg die Behandlung der Hypertonie bei Diabetes hat. Die Studie hieß UKPDS (United Kingdom Prospective Diabetes Study).

Bei der Hälfte der Patienten sollte durch intensive Behandlung der Blutdruck unter 150/85 mm Hg gesenkt werden. Die andere Hälfte der Patienten sollte Blutdruckwerte unter 180/105 mm Hg aufweisen. Über neun Jahre wurde bei der ersten Gruppe im Mittel ein Blutdruck von 144/82 mm Hg erreicht; die zweite Gruppe erzielte 152/87 mm Hg.

In den neun Jahren wurde genau untersucht, welche Krankheiten bei den beiden Gruppen auftraten. Dabei wurde besonders darauf geachtet, zu wie vielen Herzinfarkten und Schlaganfällen es kam und ob ein Fortschreiten der Folgeschäden des Diabetes durch eine bessere Behandlung der Hypertonie und damit niedrigere Blutdruckwerte aufgehalten werden konnte.

Die Ergebnisse dieser Untersuchung wurden 1998 veröffentlicht; der Erfolg der Behandlung der Hypertonie übertraf die Erwartungen.

Überzeugende Ergebnisse der Studie

In der ersten Gruppe von Patienten, die im Mittel Blutdruckwerte von 144/82 mm Hg erreichten, kam es zu einer überzeugenden Verminderung von Erkrankungen:

44 Prozent weniger Schlaganfälle

56 Prozent weniger Herzversagen

47 Prozent seltener Verschlechterung der Sehkraft

34 Prozent seltener Verschlechterung einer diabetischen Retinopathie

32 Prozent weniger durch den Diabetes bedingte Todesfälle

Diese Ergebnisse sollten Patienten und Ärzte davon überzeugen, daß Erkennung und gute Behandlung von Bluthochdruck bei Patienten mit Typ-2-Diabetes lebenswichtig sind.

Behandlung des hohen Blutdrucks

Der hohe Blutdruck kann bei Diabetikern genauso behandelt werden wie bei Nichtdiabetikern. Wenn bei Ihnen Hypertonie besteht, sollten Sie an einem Behandlungs- und Schulungsprogramm für Patienten mit Bluthochdruck teilnehmen. Dort lernen Sie, Ihren Blutdruck selbst zu messen. Häufig ist es möglich, leichten Bluthochdruck ohne Medikamente zu senken: durch Gewichtsabnahme bei Übergewicht, Vermeiden von viel Alkohol und salzarme Kost. Vorteil einer solchen Blutdrucksenkung ist, daß sie - im Gegensatz zur Behandlung mit Medikamenten - keine Nebenwirkungen haben kann.

Falls dies nicht zu normalen Blutdruckwerten führt, muß eine Behandlung mit blutdrucksenkenden Medikamenten begonnen werden. Eine schwere Hypertonie sollte wegen großer Gefahr von Schlaganfällen und Herzversagen sofort mit Medikamenten behandelt werden. Im Behandlungs- und Schulungsprogramms werden Sie auch über Wirkungsweise und Nebenwirkungen Ihrer Medikamente zur Behandlung der Hypertonie unterrichtet.

Für Patienten ist das Buch
Mein Buch über den hohen Blutdruck
erhältlich
(siehe 4. Umschlagseite).

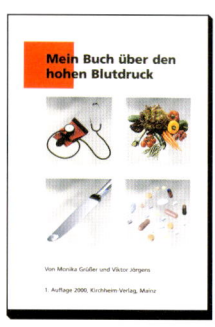

Typ-2-Diabetes und Herzinfarkt

Das Risiko für einen Typ-2-Diabetiker, einen Herzinfarkt zu bekommen, ist deutlich erhöht. Auch Rauchen, hoher Blutdruck und Bewegungsmangel sind Risikofaktoren für einen Herzinfarkt.

Wie vermindern Sie das Herzinfarkt-Risiko?

Einen normalen Blutdruck erreichen,

das Rauchen aufgeben und

körperlich aktiver werden.

Nichtrauchen und eine gute Behandlung von Bluthochdruck vermindern die Häufigkeit von Herzinfarkten. Nach neuesten Forschungsergebnissen ist das Risiko für Typ-2-Diabetiker, die bereits einen Herzinfarkt hatten, an einem erneuten Herzinfarkt zu sterben, deutlich geringer, wenn der Patient mit Insulin behandelt und die Blutzuckerwerte besser eingestellt werden.

Auffällige Blutfettwerte (HDL-Cholesterin, Gesamtcholesterin) weisen auf ein erhöhtes Risiko für Gefäßerkrankungen hin. Ist Ihre Blutzuckereinstellung unzureichend, sollten zunächst die Blutzuckerwerte verbessert werden. Denn durch eine gute Blutzuckereinstellung bessern sich auch die Blutfettwerte.

Durchblutungsstörungen

Viele ältere Diabetiker leiden unter Durchblutungsstörungen, besonders der Beine. Schon nach kurzer Gehstrecke kommt es zu Schmerzen in den Waden, und sie müssen für einige Zeit stehenbleiben, bevor sie weitergehen können (daher auch Schaufensterkrankheit genannt). Das Spazierengehen macht keinen Spaß mehr.

Ihr Arzt stellt fest, daß er die Fußpulse nicht mehr tasten kann: Die großen Blutgefäße (Arterien) der Beine sind verengt oder verstopft (Arterienverkalkung). Mit der Doppler-Untersuchung, einer Ultraschall-Methode, kann die Durchblutung genau geprüft werden. In bestimmten Fällen kann eine Gefäßoperation sinnvoll sein.

Wenn bei Ihnen Durchblutungsstörungen bestehen, sollten Sie unbedingt das Rauchen aufgeben.

Durchblutungsstörungen des Gehirns können zu einem Schlaganfall führen. Schlaganfälle kommen bei Patienten mit Typ-2-Diabetes häufiger vor. Um einem Schlaganfall vorzubeugen, ist eine rechtzeitige Erkennung und sehr gute Behandlung eines erhöhten Blutdrucks ganz besonders wichtig.

Hämoglobin A_{1c}

Mit dem Hämoglobin A_{1c} (Meßwert HbA_{1c}) mißt man den Erfolg der gemeinsamen Bemühungen von Patient und Arzt um eine gute Stoffwechseleinstellung. HbA_{1c} ist ein Meßwert im Blut, mit dem man feststellen kann, wie gut die Diabeteseinstellung während der letzten zwei bis drei Monate war.

Hämoglobin heißt der Blutfarbstoff, der in den roten Blutkörperchen vorkommt. Bei der HbA_{1c}-Messung wird festgestellt, wie groß der Anteil des roten Blutfarbstoffes in Prozent ist, an den Traubenzucker angelagert ist. Je höher der Wert für HbA_{1c} im Blut ist, um so schlechter war der Blutzucker in den letzten Wochen eingestellt. Fragen Sie den Arzt nach den Ergebnissen der HbA_{1c}-Messung, und tragen Sie diese in Ihr Tagebuch ein. Erkundigen Sie sich auch danach, bis zu welchem Wert das HbA_{1c} normal ist (je nach Labor unterschiedlich).

Ihr Hausarzt hat zu Beginn bereits Ihr Behandlungsziel festgelegt. Die Bestimmung des HbA_{1c}-Wertes im Blut kann Aufschluß darüber geben, ob das Behandlungsziel erreicht ist. Besprechen Sie dies mit Ihrem Arzt.

Kontrolluntersuchungen

Selbstkontroll-Parallelmessung:

Bringen Sie zur Überprüfung der Meßgenauigkeit die von Ihnen benutzten Selbstkontrollmaterialien mit in die Praxis, um gemeinsam mit der Arzthelferin den Wert zu bestimmen. So erfahren Sie, ob Ihre selbst gemessenen Werte mit dem Praxislabor übereinstimmen.

Hämoglobin A_{1c} (HbA$_{1c}$):

Dieser Laborwert sollte zirka alle drei Monate bestimmt werden.

Blutdruckmessung:

Bei jedem Arztbesuch sollte in der Praxis Ihr Blutdruckwert bestimmt werden, um rechtzeitig einen Bluthochdruck erkennen und behandeln zu können.

Befunde eintragen:

Alle Befunde, die bei Ihnen bezüglich des Diabetes erhoben wurden, sollten in den Gesundheits-Paß Diabetes der Deutschen Diabetes-Gesellschaft eingetragen werden. Auch andere Befunde (zum Beispiel erhöhte Blutfettwerte, Hypertonie oder Durchblutungsstörungen) sollten im Paß notiert werden.

Kontrolluntersuchungen

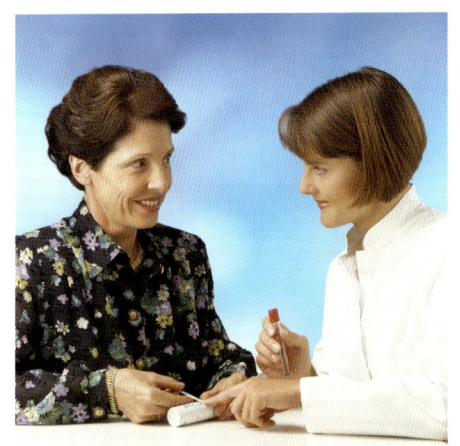

Parallelmessung

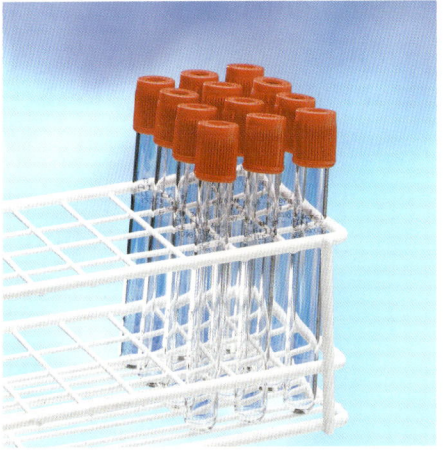

Hämoglobin A$_{1c}$ (HbA$_{1c}$)

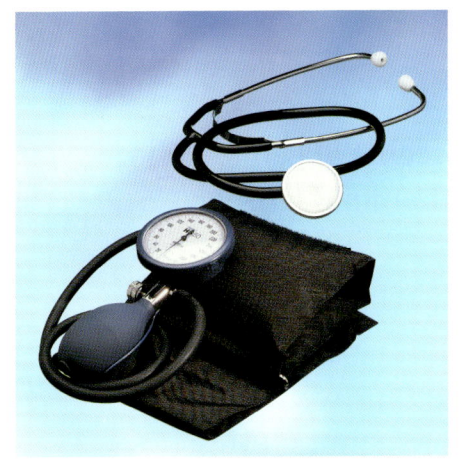

Blutdruck-Messung

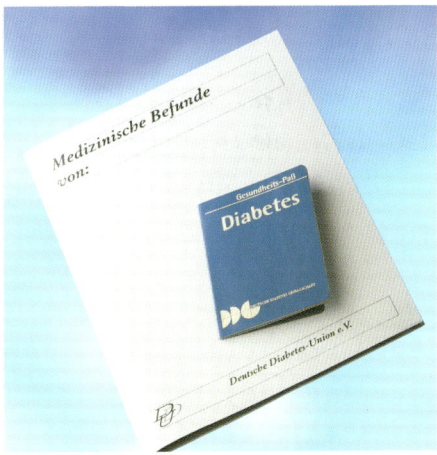

Befunde eintragen

Vorsorgeuntersuchungen

Auch wenn Sie keine Beschwerden haben, sollten bei Ihnen folgende Untersuchungen durchgeführt werden:

Untersuchung des Augenhintergrundes:
Einmal jährlich sollte der Augenarzt sich Ihren Augenhintergrund (bei weitgetropfter Pupille) ansehen. Durch die Augentropfen ist Ihr Sehvermögen für einige Stunden eingeschränkt: Fahren Sie in dieser Zeit nicht selbst mit dem Auto. Wenn bei Ihnen eine diabetische Augenveränderung besteht, müssen Sie häufiger zum Augenarzt.

Nierenuntersuchung:
Untersuchung einer Urinprobe auf Eiweiß, gegebenenfalls zusätzliche Blutuntersuchung. Vorsicht: Bei diabetesbedingter Nierenschädigung kann eine Röntgenuntersuchung der Niere mit Kontrastmittelinjektion schädlich sein.

Nervenuntersuchung:
Die Untersuchungen mit den rechts abgebildeten Instrumenten sollte Ihr Hausarzt einmal jährlich an Ihren Füßen durchführen.

Durchblutung:
Zur Überprüfung der Durchblutung sollte die Untersuchung der Fußpulse durchgeführt werden. Wenn nötig, sollte eine Doppler-Untersuchung (Messung der Durchblutung mit Ultraschall) erfolgen.

Vorsorgeuntersuchungen

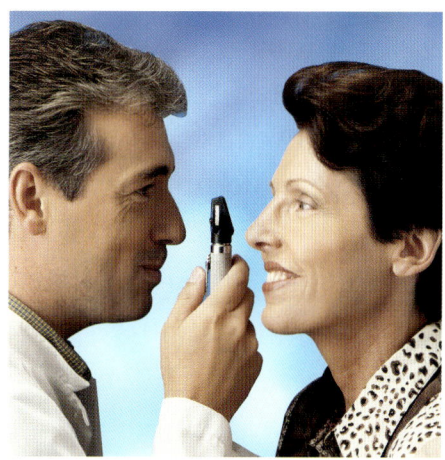

Augenhintergrund

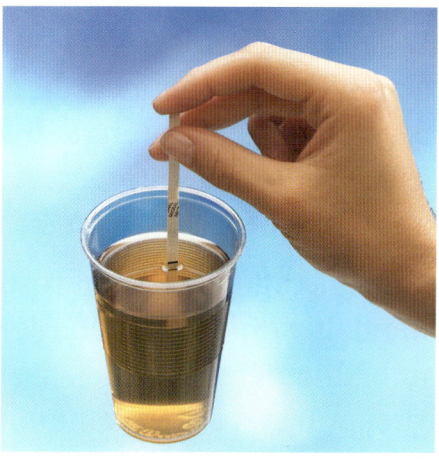

Eiweißausscheidung

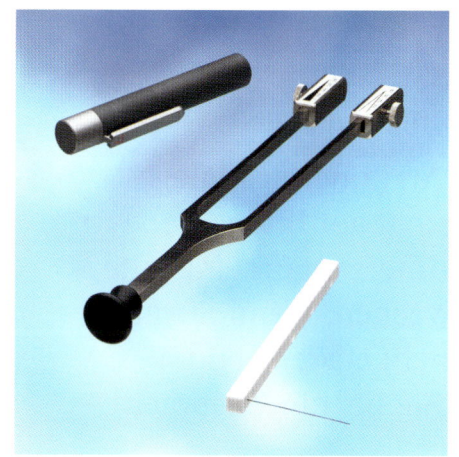

Nerven

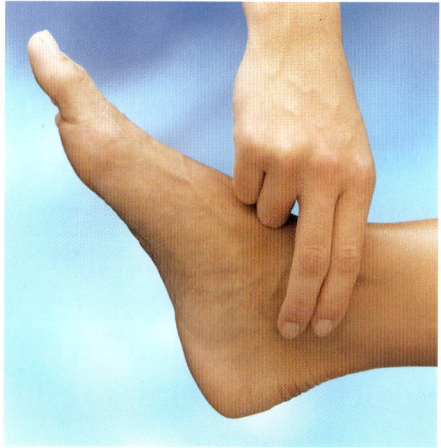

Durchblutung

Aufenthalt im Krankenhaus

Müssen Sie stationär in einem Krankenhaus behandelt werden, machen Sie Ärzte und Schwestern darauf aufmerksam, daß Sie Diabetes haben. Zeigen Sie Ihrem behandelnden Arzt das Diabetes-Tagebuch und berichten Sie ihm von Ihrer derzeitigen Diabetesbehandlung schon bei der Aufnahme. Zeigen Sie dem behandelnden Arzt bitte Ihre Medikamente und die Materialien für die Stoffwechselselbstkontrolle, damit diese über die Krankenhausapotheke beschafft werden.

Falls Sie mit Sulfonylharnstoff-Medikamenten behandelt werden, sollten Sie auch im Krankenhaus unbedingt Traubenzucker greifbar haben, um Unterzuckerungen sofort behandeln zu können. Dies gilt besonders, wenn Sie zu Untersuchungen wie zum Beispiel Röntgen müssen, wo längere Wartezeiten auftreten können. Wenn sich Schwierigkeiten ergeben, so bitten Sie darum, daß ein Internist, am besten ein Diabetesspezialist, hinzugezogen wird.

Wenn Sie bemerken, daß der Arzt oder das Pflegepersonal wegen Überlastung nicht auf Ihren Diabetes eingeht, so versuchen Sie, Interesse für eine gute Behandlung des Diabetes zu wecken. Wenn Sie aber bemerken, daß Ihr Diabetes nicht ausreichend berücksichtigt wird, so bitten Sie um ein Gespräch mit dem leitenden Arzt.

Vererbung

Unter dem Begriff Typ-2-Diabetes werden verschiedene Erkrankungen zusammengefaßt. Bei seltenen Formen (die früh und gehäuft familiär auftreten) fand man bereits vererbte Störungen. Die Erbanlagen für Typ-2-Diabetes sind bei uns sehr verbreitet. In manchen Familien bekommt fast jeder Diabetes, wenn er 50 Lebensjahre überschritten hat.

Typ-2-Diabetes ist derzeit in Deutschland eine der häufigsten chronischen Erkrankungen. Trotzdem ist Vererbung nicht alles, denn in den Nachkriegsjahren gab es kaum Typ-2-Diabetiker, da die Menschen schlank und körperlich aktiv waren. Schlank zu bleiben und körperlich aktiv zu sein sind zur Zeit die einzige Möglichkeit, dem Auftreten des Typ-2-Diabetes vorzubeugen.

Hingegen ist die Erblichkeit des Typ-1-Diabetes viel geringer als die des Typ-2-Diabetes, sie liegt in einem Bereich von unter fünf Prozent, wenn ein Elternteil an Typ-1-Diabetes erkrankt ist.

Liebe Leserinnen und Leser!

Unser Deutscher Diabetiker-Bund (DDB) ist Ihre Interessenvertretung. Der Diabetiker-Bund bemüht sich seit Jahrzehnten darum, Chancengleichheit für Diabetiker in unserer Gesellschaft durchzusetzen. Dabei haben wir einige Erfolge erreichen können. Wir meinen aber, daß wir noch viele berechtigte Forderungen haben, die es gemeinsam durchzusetzen gilt. Zum Beispiel müssen die vielfach noch vorhandenen Vorurteile gegenüber Diabetikern abgebaut werden; Diabetiker dürfen im sozialen Leben nicht mehr diskriminiert werden, und es gilt, sich für eine Verbesserung der Behandlungs- und Schulungsmöglichkeiten für Diabetiker einzusetzen. Je mehr Mitglieder der Deutsche Diabetiker-Bund hat, desto wirkungsvoller können wir für unsere Anliegen eintreten. Deshalb bitte ich Sie, Mitglied im Deutschen Diabetiker-Bund zu werden - Ihre Mitgliedschaft dient Ihren Interessen!

Ihr

Dr. oec. Klaus Fehrmann

Bundesvorsitzender des Deutschen Diabetiker-Bundes e.V.

Bundesgeschäftsstelle: Danziger Weg 1, 58511 Lüdenscheid, Telefon (0 23 51) 98 91 53

DDB-Landesverbände

LV Baden-Württemberg
Hauptstraße 71
74889 Sinsheim
Tel. (0 72 61) 1 27 62

LV Bayern
Kornmarkt 5-7
90402 Nürnberg
Tel. (09 11) 22 73 41

LV Berlin
Rungestraße 3-6
10179 Berlin
Tel. (0 30) 2 78 67 37

LV Brandenburg
Schopenhauer Straße 37
14467 Potsdam
Tel. (03 31) 9 51 05 88

LV Bremen
Eduard-Grunow-Straße 24
28203 Bremen
Tel. (04 21) 6 16 43 23

LV Hamburg
Von-Essen-Straße 85
22081 Hamburg
Tel. (0 40) 29 78 94

LV Hessen
Friedrich-Ebert-Straße 5
34613 Schwalmstadt
Tel. (0 66 91) 2 49 57

LV Mecklenburg-Vorpommern
über die
Bundesgeschäftsstelle

LV Niedersachsen
Elsa-Brandström-Weg 22
31141 Hildesheim
Tel. (0 51 21) 87 61 73

LV Nordrhein-Westfalen
Johanniterstraße 45
47053 Duisburg
Tel. (02 03) 60 84 40

LV Rheinland-Pfalz
Brückenstraße 12
57627 Heuzert
Tel. (0 26 88) 98 91 93

LV Saarland
Hemmersweiher 5
66386 St. Ingbert
Tel. (0 68 94) 16 98 98

DDB-Landesverbände

LV Sachsen

Striesener Straße 39
01307 Dresden
Tel. (03 51) 44 18 04

LV Sachsen-Anhalt

Wittenberger Straße 21
39106 Magdeburg
Tel. (03 91) 59 33-1 68

LV Schleswig-Holstein

Kronshagener Weg 15
24114 Kiel
Tel. (04 31) 18 00 09

LV Thüringen

Thälmannstraße 25
99085 Erfurt
Tel. (03 61) 7 31 48 19

Weitere Informationen

Diabetes mellitus im Internet:

www.diabetikerbund.de
www.subkutan-online.de
www.insuliner.de
www.diabetes-forum.com
www.diabetes-journal-online.de
www.deutsche-diabetes-gesellschaft.de

Neue Informationen über die Patientenbücher finden Sie unter:

www.diabetes-wissen.de

Das Diabetes-Journal

Die Zeitschrift für ein aktives und gesundes Leben mit Diabetes. Im *Diabetes-Journal* finden Sie alles, was es Neues und Wichtiges zum Thema Diabetes gibt: Forschung, Essen & Trinken, Service-Adressen, Gesundheitspolitik und vieles mehr.

Das *Diabetes-Journal* erscheint monatlich und kostet im Abonnement nur 67,20 DM *(ab 2002: 35 €)* jährlich. Mitglieder des Deutschen Diabetiker-Bundes beziehen das *Diabetes-Journal* zu einem er-mäßigten Preis.

Kontaktadresse:
Kirchheim-Verlag
Postfach 25 24
55115 Mainz
Tel.: (0 61 31) 9 60 70 - 24
Fax: (0 61 31) 9 60 70 - 70
E-Mail: schellerer@kirchheim-verlag.de
Internet: www.diabetes-journal.de

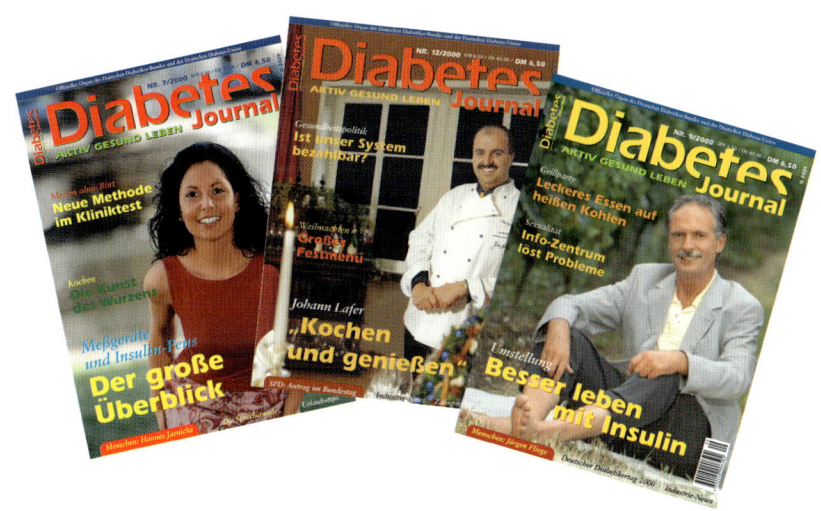

Sie bekommen das *Diabetes-Journal* auch in jeder Bahnhofsbuch-handlung.

Anhang: Blutzucker-Umrechnungstabelle

mg %	mmol/l	mg %	mmol/l	mg %	mmol/l
18	1,0	138	7,7	258	14,3
24	1,3	144	8,0	264	14,7
30	1,7	150	8,3	270	15,0
36	2,0	156	8,7	276	15,3
42	2,3	162	9,0	282	15,7
48	2,7	168	9,3	288	16,0
54	3,0	174	9,7	294	16,3
60	3,3	180	10,0	300	16,7
66	3,7	186	10,3	306	17,0
72	4,0	192	10,7	312	17,3
78	4,3	198	11,0	318	17,7
84	4,7	204	11,3	324	18,0
90	5,0	210	11,7	330	18,3
96	5,3	216	12,0	336	18,7
102	5,7	222	12,3	342	19,0
108	6,0	228	12,7	348	19,3
114	6,3	234	13,0	354	19,7
120	6,7	240	13,3	360	20,0
126	7,0	246	13,7	366	20,3
132	7,3	252	14,0	372	20,7

Sachverzeichnis

Abnehmen	38	Gymnastik, Fuß-	114
Alkohol	55		
Augenschäden	106	Hämoglobin A_{1c}	125
		Herzinfarkt	123
Ballaststoffe	84	Hypertonie	118
Bewegung,			
körperliche	94	Insulin, Bildung	32
Bluthochdruck	118	Insulin, Wirkung	34
Blutzucker, erhöhter	12		
Blutzucker, Messen	24	Kalorien	42
Blutzucker, normaler	12	Kalorientabelle	66
		Körpergewicht	40
Diabetes, Typ-1-	14	Kohlenhydrate	30
Diabetes, Typ-2-	14	Koma	10
Durchblutungs-		Kontrollunter-	
störungen	124	suchungen	126
		Krankenhaus	130
Eiweiß	48		
		Nährstoffe	30
Fett	52	Nahrungsmittel,	
Folgeschäden	104	eiweißreiche	48
Fußgymnastik	114	Nahrungsmittel,	
Fußpflege	108	fettreiche	52
Fußverletzungen	112	Nahrungsmittel,	
Gemüse	44	stärkereiche	50
Gewichtsabnahme	38		

Sachverzeichnis

Nahrungsmittel, wasserreiche 44
Nephropathie 118
Nervenschädigung 107
Neuropathie 107
Nierenschädigung 118
Nierenschwelle 8

Obst 51

Retinopathie 106

Salate 44
Selbstkontrolle 17
Sport 94
Süßstoffe 82
Sulfonylharnstoffe 99

Tabletten, zuckersenkende 97
Tagebuch, Diabetes- 28
Typ-1-Diabetes 14
Typ-2-Diabetes 14

Umrechnungstabelle, Blutzucker- 136

Untersuchungen, Kontroll- 126
Untersuchungen, Vorsorge- 128
Unterzuckerung, Anzeichen 88
Unterzuckerung, Behandlung 92
Unterzuckerung, Ursachen 90
Urinzucker 17
Urinzuckermessung 20

Vererbung 131
Verletzung, Fuß- 112
Vorsorgeuntersuchung 128

Zucker 54
Zuckeraustauschstoffe 82

Für die flexible Behandlung des
Typ-2-Diabetes mit Normalinsulin

Vor dem Essen Insulin

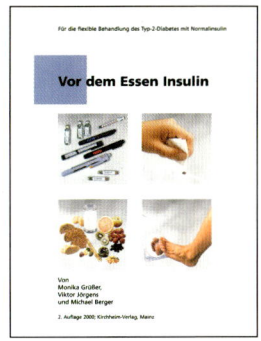

Dr. med. M. Grüßer, Dr. med. V. Jörgens,
Prof. Dr. med. Dres. h. c. mult. M. Berger,
2. Aufl. 2000, DIN A5, 130 Seiten,
13,70 €/26,79 DM/24,50 sFr,
ISBN 3-87409-318-2

Ein Buch über die flexible Behandlung des Typ-2-Dia-
betes mit Normalinsulin; Sie lernen die Zahl der Mahlzeiten und die Kost selbst zu wählen. Diese Form der
Insulintherapie wird in verständlicher Sprache und mit
zahlreichen Abbildungen erklärt.

Alles zur Bluthochdruck-Therapie

Mein Buch über den hohen Blutdruck

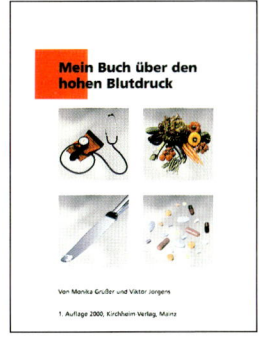

Dr. med. M. Grüßer, Dr. med. V. Jörgens,
1. Aufl. 2000, DIN A5, 108 Seiten,
12,70 €/24,84 DM/23 sFr,
ISBN 3-87409-307-7

Mit diesem Buch lernen Sie, die Behandlung Ihres Blut-
hochdrucks erfolgreich mitzugestalten. Wichtige Themen sind u. a.: Blutdruckselbstmessung, Gewichtsabnahme, Ernährung, Medikamente, Rauchen, Sport, Folgeschäden. Viele farbige Abbildungen tragen zum Ver-
ständnis bei.

Für intensivierte Insulinbehandlung

Mein Buch über den Diabetes mellitus

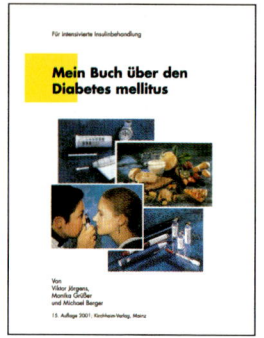

Dr. med. V. Jörgens, Dr. med. M. Grüßer, Prof. Dr. med. Dres. h. c. mult. M. Berger, 15. Aufl. 2001, DIN A5, 152 Seiten, 15,30 €/29,92 DM/27,50 sFr, ISBN 3-87409-329-8

Das Buch ist für alle Diabetiker, die eine intensiverte Insulintherapie durchführen. Lernen Sie mit diesem Ratgeber, Ihren Diabetes selbst zu behandeln. Genießen Sie einen flexiblen Tagesablauf und mehr Unabhängigkeit und Lebensqualität.

Für die konventionelle Insulinbehandlung

Mit Insulin geht es mir wieder besser

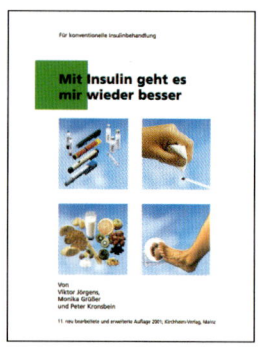

Dr. med. M. Grüßer, Dr. med. V. Jörgens, Prof. Dr. P. Kronsbein 11. Aufl. 2001, DIN A5, 134 Seiten, 13,70 €/26,79 DM/24,50 sFr, ISBN 3-87409-321-2

Dieser Ratgeber ist für ältere Menschen mit Diabetes gedacht, die lange mit Diät oder Tabletten behandelt wurden und jetzt Insulin spritzen. Wie diese konventionelle Insulinbehandlung genau funktioniert, lesen Sie hier.